JN083322

ワードマップ

現代看護理論

一人ひとりの看護理論のために

西村ユミ・山川みやえ 編

新曜社

はじめに――看護学が生まれる

■看護理論の難しさは払拭できるのか

本書は、先人の知の蓄積ともいえる「看護理論」のエッセンスを紹介し、看護学・看護実践で活用可能なキーワードマップを作る一つの試みである。あくまでも試みであるため、理論としての十分な情報を提示するというよりも、著者たちがそれぞれ担当した理論を理解しようと格闘し、また、その理解のために、これまで経験したり書物で読んだりした事例とを照らし合わせ、さらには既存の理論を批判的に検討したり、新たな解釈を提示したりして、理論と経験との対話にチャレンジしたものである。言い換えると、理論によって経験を捉え直し、同時に経験によって理論を捉え直してみたのだが、そこから何が生まれてくるのかは、やってみてのお楽しみであった。

その理由の一つは、看護理論のもつ難しい、とっつきにくいというイメージを払拭するためである。いや、払拭できるかどうかわからないままに、その可能性に賭けてみた、というのが本当のところかもしれない。

そもそも看護理論は、看護学の構築をめざすと同時に、実践に役立てようと作られたものだ。看護理論を取り上げた本の中に、患者と看護師の具体的なやり取りが数多く紹介されるのもそれゆえであろう。実践例から帰納的に構築された看護理論も多いことから、看護理論を学ぶことは初学者にとって、具体的な看護の場面と、看護の考え方に同時に触れる機会になるはずであり、かつ看護の場面を具体的にイメージする最初の機会になるかもしれない。しかし、学生たちや看護師たちに問うと、看護理論とそのように接してきてはいないようだ。「学習はしたけれども親しめなかった」、「抽象的であまりよくわからなかった」、「意味がわかり難かった」、といった声も多く聞かれる。なぜだろうか。

本書の執筆中に、看護理論を体系的に紹介している筒井真優美先生の講義に同席する機会があった。筒井先生はアメリカに長く滞在し、看護学を研究したり実践した経験をもっている。講義を通してなるほどと思ったのは、例えば「セルフケア」という概念の解説に、アメリカ開拓の歴史を交えていたことである。ヨーロッパから北米大陸に渡り、広大な土地を開拓しながら国を築いてきた人々にとって、自らをケアすることは自身を守ることであり、その土地で生き延びていくために重要なことだった。現代日本で暮らしている私たちが、「セルフケア」と呼ぶ営みとはずいぶん意味が違っている。また、アメリカで宇宙開発が盛んであった一九五〇年～六〇年代に作られた看護理論には、当時の物理学や科学の用語が多く使われている。今の時代を生きる私達にとって、これらの用語を当時と同じ熱量で受け止めることは難しい。これを聞いたとき、輸入され、翻訳された看護理論を理解するのが難しいことに、私たちの歴史や文化も関係しているのかもしれない、と思った。

一方、筒井先生の言葉には理論を理解するための手がかりもあった。

「人間がエネルギーの場であることは、〝気功〟などによって明らかになっています[1]」

なるほど、ロジャーズが述べた物理学を彷彿とさせる「エネルギーの場」という概念を難しく考えることはない。例えば、深呼吸によって全身がほぐれることや、緊張して体が固まることも、このエネルギーの場の変化と捉えられるかもしれない。こうした理解は、これまで私たちが生活の中で日常的に体感してきたことである。

このように、理論が生まれた時代や文化の違いが、理論や概念の理解を難しくしていることは明らかだが、他方で、もっと自由に理論を読んでみてもいいのではないか、あるいは、理論やその概念を手がかりにして、看護に関わる経験を理解し直してみてもいいのではないか。本書はこうした考えのもとで編まれることになった。

■看護師一人ひとりの「私」看護理論

本書は、看護理論家それぞれの「看護理論」を紹介したものであるが、同時に、看護師や看護学生、看護学の教育や研究に携わる方々、一人ひとりの「看護理論」を問う構成にもなっている。項目の中では、各看護理論の概要を紹介した後に、執筆者らの経験や書物などから得た事例を紹介する。執筆者たちは、どの経験や事例を紹介すると「看護理論」との対話が可能になるのか、といろいろ思い巡らせる。どの事例でもいいわけではない。執筆者たちにとって忘れられない、あるいはハッとさせられた経験が選び取られている。その経験や事例と理論を対比させ、両者のつながりを吟味すると、忘れ難さや驚きを作っていた「なにか」が「言葉」になってくる。

そうして生まれてきた言葉は、一人ひとりの看護師の理論の芽でもあると考えられる。看護師は、日々の実践を通して、自分にとっての看護を創り出し、これを土台としながら次の実践を行っていく。この土台は、患者さんへの言葉かけやちょっとした態度、対応の優先順位やその都度の判断に現れている。例えば、患者さんと話をするときに、腰を下げて相手の目線まで顔をもっていく看護師がいる。あるいは、ナースコールが鳴ると誰よりも早く応じようとする者がいる。他の患者さんのもとで援助をしているため、コールに対応できずに葛藤している人もいる。患者さんや他の看護師を慮りながら動いていると、自らの看護のあり方に自覚的になるのは難しいかもしれないが、一人ひとりの看護師の行為や言動、態度は、「一人ひとりの看護理論」を雄弁に物語っているのだ。こうした各自の看護は、自覚され言葉になったときに、それぞれの看護理論としてその輪郭が描かれてくる。

この看護師「一人ひとりの看護理論」を支えているのは、一人ひとりの患者さんへの実践、つまり「一人ひとりの患者のための看護理論」の積み重ねである。看護師たちは、患者さんの今の状態へと手を差し伸べつつ、これまでの生活状況に関心を向け、今後の生活を作っていくことを支えようとする。ひとりの人の人生の一端に、健康問題が浮上してきたときに、伴走しようとするのである。ときにはその伴走の経験、つまり一人の患者さんのための理論が、その後の経験と結びつき、更新されることもある。

私も、三十年近く前に出会った何人かの患者さんのことを、今でも覚えている。僅かな期間だけれども忘れられない、私の看護（理論）を育ててくれた方々だ。最近、その頃お世話になった病棟師長さんに出会う機会があり、昔話をした。入院患者さんや家族のことが話題になり、懐かしく思い出すのと同時に、ある話の流れから、一人の患者さんの家族が毎晩遅く病室を訪れる理由を聞いて愕然とした。当時、患者さんの夫は病院近くの、地域の交通網を担う、危険を伴う建設現場で働いており、私もたびたびその脇を通りかかっていた。夫は、その現場で毎日働き、仕事を終えて病室を訪れていたのだ。難病のために声が出せない患者さん（妻）が、いつも夫のことを心配し、声にならない言葉で訴えていたことにも納得がいく。師長さんは、こうした家族の生活状況までをも把握して、患者の支援を考えていた。しかし、看護師経験の浅かった私には、そこまで関心が向いていなかった。いま改めてそのことを知り、これまで思い至らなかったことに驚きつつ、年月は経ってしまったが、改めて患者さんへの理解が深まったように思った。こうした経験の積み重ねが、「一人ひとりの患者のための看護理論」、そして「私」の看護理論を作っていくのではないだろうか。本書中に書かれている事例はその一端である。

そもそも看護理論は、患者を理解するための枠組みとしても提案されている。私たちが日常的に使用している「セルフケア」や「ニード」などの言葉も、理論から実践に導入されている。理論を難しいと思いながら、知らず知らず理論を活用していることは実は多い。このように考えると「一人ひとりの患者のための看護理論」は、理論家による「看護理論」と個々人の「私」の「看護理論」とを結びつけているのかもしれない。その結び目を丁寧に解いてみると、個々人の看護理論の言語化と、看護理論への理解が進み、さらに既存の看護理論の足りない部分に気づいて、私たちが生活する文化のもとでの将来の理論構築の輪郭が見えてくるであろう。

本書は、初学者にも届くよう、言葉を選びながら編集している。また、多くの経験を積んだ看護師が、自らの看護を問うきっかけとなることも目指した。多様な読者の方に、私たちの試行錯誤を共にしていただけることを期待したい。

〔西村ユミ〕

注1　筒井真優美（編）2019『看護理論（改訂第3版）――看護理論21の理解と実践への応用』南江堂

現代看護理論——目次

■装幀＝加藤光太郎

1章 環境と相互作用する

1-1 統計学の意味、回復過程としての病気
――フローレンス・ナイチンゲール

■病気に影響を与える環境とその可視化

看護に関わる者であれば、ナイチンゲール[1]（Florence Nightingale）の名前を知らない者はないだろう。ナイチンゲールの知名度は抜群であり、看護の根幹をなすものとしてその理論は存在する。しかし、その理論の内容を知る者はどれほどいるのだろうか。ナイチンゲールの著書『看護覚え書』では、その看護理論は大きく二つに分けられている。一つは病気というものの捉え方である。そして、もう一つは、その病気に対して看護師がするべきこととしての環境調整である。

(1)「すべての病気は回復過程であり、看護は自然の回復過程のために環境を整えること」

まず、病気の捉え方であるが、ナイチンゲールは病気を様々な「毒」に侵されたり、衰えたりすることから心身を癒やそうとする自然の努力であるとした[2]。「毒」には様々なものがあるが、細菌や外傷などの外的な要素と、加齢や内因性の疾患（がん

[1] フローレンス・ナイチンゲール（1820–1910）

[2] Nightingale, F. 1860 *Notes on nursing: What it is, and what is not* (New edition, revised and enlarged). London: Harrison.（ナイチンゲール／湯槇ます・薄井坦子・小玉香津子・田村真・小南吉彦（訳）2011『看護覚え書――看護であること・看護でないこと（改訂第7版）』現代社）

など）などの内的な要素が考えられる。そこからの回復過程がナイチンゲールのいう「病気」である。病気とは、私たちが病態生理学などで学習するものとは全く異なる「状態」なのである。

ナイチンゲールの症状は、いわゆるICD-11[3]などに現れる診断名やその診断名に特徴づけられる病気の症状ではないとされている。それは、患者の周りの環境がうまく調整されていないことからくる状態[4]なのである。そのことから、病人と健常人も病気という回復過程の対象者として考えられるため、看護の対象は健常人や乳幼児まで含むことになる。

ナイチンゲールは「病気」を回復の過程と捉えており、その回復を促すものを看護としているので、看護とは自然治癒力を促すものと考えられる[5]。そのため、免疫力を強化し、向上に導くことが看護なのである。

(2) 看護の基本となる「環境」の条件

先に述べた通り、病気からの回復を促すものが看護である。それゆえ、その自然な回復過程のために、患者がおかれた環境を整えることも看護といえる。ナイチンゲールはその条件を表1のように明確に提示しており[6]、看護はひたすらこの内容を遂行することが大事だとされている。ちなみに、『看護覚え書』の中では、この条件を整えるために、看護師が実施することを看護技術といっている[7]。

[3] WHO（世界保健機関）が公表している「疾病及び関連保健問題の国際統計分類（International Statistical Classification of Diseases and Related Health Problems）」。

[4] ナイチンゲール 2011 前掲[2]

[5] ナイチンゲール 2011 前掲[2]

[6] ナイチンゲール 2011 前掲[2]

[7] ナイチンゲール 2011 前掲[2]

ほかの看護理論も、ほとんどこのナイチンゲールの内容を基礎としている。そのため、ナイチンゲールの看護における理論は、もはや理論というよりも看護の精神といってもよいだろう。

ナイチンゲール自身は、この『看護覚え書』を「他者の健康について直接責任を負っている女性に考え方のヒントを与えたい」という目的だけで書いたとしている。[8] 確かにあまり細かいことは書かれておらず、マニュアルというよりは考え方を提示している。そして、この考え方はその運用によって非常に大きな武器になる。

[8] ナイチンゲール 2011 前掲[2] p.1

(3) 統計学を利用した看護理論の正当性の実現

ナイチンゲールの活動を際立たせたのは、クリミア戦争での彼女の活躍である。その戦争では兵士が大量に死亡したが、その死亡原因は戦争による傷ではなく、兵士用の病院の衛生状態の悪さであると言われている。ナイチンゲールは表1にあるような環境調整を

表1　ナイチンゲールの看護の基本となる「環境」の条件
（Nightingale, 1860より著者訳）

換気と暖かさ：空気を清潔に暖かく保つこと
健康的な住居：きれいな空気と水、下水の整備や室内への採光
ささいな管理（看護師が患者のそばを離れなければならないときに、患者に対するちょっとしたことが、他の人によってどのように行われているか）：安心安全であること
物　音：騒音や会話で患者を不快にさせないこと
環境変化：体調の回復につながるような気分転換となるような良い環境の変化
食　事：体調にあわせて、食べられるときに食べられるものを食べたくなるようにすること
食　物：栄養バランスよく、食べやすいものを用意すること
ベッドと寝具：シーツの肌触りやベッドの高さなど患者に合った寝具を用意する
太陽の光：太陽の光をあびること
部屋と壁の清潔：掃除、風通し、窓の位置（採光）に気を配ること
身体の清潔：体を拭くこと（患者に開放感や安らぎ、元気をもたらすため）
余計な励ましや助言：よけいな話をして不安を与えすぎないこと
患者の観察：表情や顔色、排泄物などを観察して体調を知ること

淡々と実施した。トイレの掃除、衣服の洗濯、などである。すると彼女の着任直後四〇パーセント以上だった死亡率が、二ヶ月後には約十四パーセントになり、さらに三ヶ月後には五パーセントに減少した。[9] さらにナイチンゲールはその死亡率の減少を図にまとめ、戦争によって死亡数が多かったのではなく、病院の環境が悪いせいで大多数の兵士が死亡したと結論づけた。政府や軍の関係者は自分たちが責任をとることを恐れ、ナイチンゲールの主張をなかなか受け入れなかったが、統計的な結果を見せられたため認めざるを得なくなった。

自ら理論を産み出し、自らその検証まで実施したナイチンゲールは、その理論だけでなく、看護の仕事の価値を産み出した戦略家としても評価されている。

[9] Nightingale, F. 1862 *Army sanitary administration under the late lord herbert*. London: McCorquodale & Co.

■外的な環境と患者の主観の関係性

筆者は高齢者ケアを専門としており、患者を理解することはかなり難易度の高いことだと感じている。高齢者はそれまでの人生から、経験も多様であり、また健康状態も多様である。社会や家族など周りの人的環境によっても大きな影響があり、考慮すべき項目が多い。

実習で、高齢の患者を受け持つ際には、対象を理解するためにどうすればよいか・何をすればよいかは、常に試行錯誤である。ナイチンゲールの看護の考え方は、環境を整える重要性を、どのように実践に落とし込むかにあるので、高齢者の看護においても、看護の本質となる「環境」の条件のひとつひとつについて考える必要がある。そしてその考え方にそって自分なりの実践を作っていくことが、ナイチンゲール看護の醍醐味のようにも考えられる。しかしながら各項目の難易度は、かなり差がある。

一つ事例を提示しよう。慢性期の療養病棟に入院する高齢者Sさんの看護である。八十八歳の女性Sさんは、脳梗塞後の廃用症候群でほぼ寝たきりの状態であった。発

表2　「看護の本質となる環境の条件」からみたSさんの状況

環境の条件	Sさんの状況
換気と暖かさ	ビル管理の関係で温度は23℃、湿度50％で常に一定に管理されている。
健康的な住居	きれいな空気と水、下水の整備や室内への採光は確保されている。
ささいな管理	安心は本人の反応が乏しいのでわからない。安全は、転倒の危険などにスタッフは十分配慮している。
物音	病室は同じく発語がなく寝たきりの人ばかりなので、スタッフの声掛け以外ほとんど物音はなく、静かであるが、患者の意思疎通が難しいので不快かどうかは不明。
環境変化	常にベッド上なので変化はない。車いすに乗ってもらった時があったが、傾眠状態であったので、それ以来、常にベッド上である。
食事	食べたいという意欲があるかはわからないが、介助すれば食べている。
食物	栄養士が考えた食事内容と嚥下しやすいゼリー食を７～８割程度摂取している。
ベッドと寝具	一般的に清潔な寝具を用意しているが、患者の反応は不明。特に拒否などもない。
太陽の光	窓際のベッドなので、太陽の光は結構あたる。
部屋と壁の清潔	掃除、風通し、窓の位置（採光）は一般的に良いと思われる。
身体の清潔	週に２回機械浴をしている。汗をかくようなことはない。
余計な励ましや助言	いつも話しかけるとうなずくため、不安があるかはわからない。
患者の観察	表情や顔色は常に無表情。時々こちらが話しかけると笑顔になる。 排泄物はおむつ内排泄で十分量が出ている。

語もほとんどなく、経口摂取はかろうじてできるが嚥下食である。まさにSさんの「環境」はベッド上であった。

表2をみれば、一目瞭然であるが、Sさんの過ごしている病院はきれいで清潔に保たれているので、物理的環境にはあまり改善の余地はない。難しいのはSさんからの反応が少ないので、ナイチンゲールが掲げている本人の快・不快というものが判別しにくいことである。

私たちが実習などで重要だと考えている患者の身体の状態については「患者の観察」と「身体の清潔」、「食事、食物」だけである。しかし、表2のほとんどの項目は環境にフォーカスしている。さらに、横断的な項目のみであるため、それぞれの項目の変化や、ある時間帯だから意味のあること（例えば、夜は静けさが大事であるが、昼間は賑やかなほうが良いという場合など）という時系列の概念がなくてよいような誤解を与える。

■「環境」の枠組みを広げた流動的な看護のとらえ方

ナイチンゲールの環境を整えるという理論は素晴らしいが、この理論ができたクリミア戦争時代の野戦病院の「環境」と比べると、現代の先進国の医療機関の中では、かなり状況は改善しているように思える。清潔なリネン類、病室の状況などが整っていれば、それ以上どうしたらよいのかという疑問がでる。発展途上国のような下水道などのインフラが整備されていない場所では、このナイチンゲールの理論に照らして患者の環境と看護を検討することができるが、先進国では、環境の改善は頭打ちになっている。ナイチンゲールの時代は、個別性ではなく、一般的な療養環境の基準を底上げするものであった。しかし、現代において個別性を求めるのであれば、ナイチンゲールの提唱する「**環境の調整**」をさらに洗練させることができるのではないだろうか。

例えば、快適とされる温度や湿度に保たれた同じ病室でも、人によって暑いと感じる人がいたり、寒いと感じたりする人もいる。脳梗塞後の高齢者では、体温調節機能がスムーズに働かない人もいるのである。体の「**内的な環境**」の変化を勘案した上で「**外的な環境**」を考慮する必要がある。しかし、看護師が体の内的な環境の変化を把握することは容易ではない。上記のSさんのように、一見したところ環境変化はないようにみられるが、実は微細な体の内的環境は変わっているかもしれない。またSさんは、自発的な意思を的確に訴えてくれることが少ないので、快・不快などの状態を察知する技術も必要になってくる。

最近では、個別の健康ニーズに対応するためにＰＨＲ（personal health records）を確立しようという動きがある。ＰＨＲとは、身長や体重、血液型、アレルギー・副作用歴といった個人情報のほか、医療機関の診療記録、薬局の投薬履歴、スポーツジムでの運動実績、自宅で測定した体重や血圧などの情報を生涯にわたって一元管理する記録である。もともとＰＨＲは、健康を自己管理することを目的として、欧米諸国で確立されてきたものである。患者のケアにあたる看護師にとってもＰＨＲは重要である。

このＰＨＲは通常ではとらえきれないミクロの世界に突入し始めており、睡眠の深さをモニターしたり、継続的な脈拍の測定をしたり、と人の体をモニターするための製品が日々開発されている。現代社会におけるナイチンゲールの提唱する「環境の調整」は、物理的環境は十分満たされていることが多いが、それに加えて個人の快・不快や身体の内部環境を詳細に知ることできれば、外的環境をさらに個人に合わせて変化させ、より充実した看護が行えるのではないだろうか。

また現在のナイチンゲールの環境を調整するための項目は、「健康的な住居」や「太陽の光」といった類似した内容があったり、「患者の観察」のように、他のすべての項目に関係しているような項目もあったりする。ナイチンゲールの理論では、それらが独立に存在しているように項目が立てられているが、ＰＨＲのような技術革新の流れの中で、いままで知ることができなかった身体の内部環境がわかれば、ナイチンゲールの環境の調整が詳細に行えるようになり、さらにそれらを相互に関連づけて調整できる可能性がある。そうなると、今は独立している各項目がつながり、さらにシンプルで有用な理論に発展するかもしれない。

〔山川みやえ〕

1-2 生活行為に基づくイギリスの看護
——ローパー‐ローガン‐ティアニー

■生活行動の中での対象理解

ローパー‐ローガン‐ティアニーの看護モデル（以下、RLT看護モデル）は、対象の理解とそれに基づく看護を生活行動の中でとらえるものである。ローパー‐ローガン‐ティアニーという呼称は、このモデルを開発した三人の看護研究者のことを指す。**ローパー**[1]（Nancy Roper）、**ローガン**[2]（Winifred Logan）、**ティアニー**[3]（Alison J. Tierney）はスコットランドのエディンバラ大学でこの看護理論を創り上げた。[4] **RLT看護モデル**は一九七〇年代に発案され、一九八〇年に最初の形ができたイギリスの看護の道標となる理論であり、他のヨーロッパの国や世界の国々の看護における対象理解の礎となっている。

RLT看護モデルが開発される以前は、ヘンダーソン、オレム、キングなどのアメリカの看護理論が主流であった。アメリカの看護理論のコンセプトは、現代の看護においても看護過程の基礎になっている個別看護が前提になっている。**看護過程**は、看護独自の知識体系に基づき、ケアを必要としている対象者のニーズに応えるために、ど

［1］ナンシー・ローパー（1918-2004）

［2］ウィニフレッド・ローガン（1931-2010）

［3］アリソン・J・ティアニー（1948-）

［4］Logan, W., Roper, N., & Tierney, A. J. 2002 *Das Roper-Logan-Tierney-modell. Basierend auf den lebensaktivitäten* (LA). Boston: Hogrefe.（ローパーほか／久間圭子（訳）2006『ローパー・ローガン・ティアニー看護モデル——生活行為に基づくイギリスの看護』日本看護協会出版会）

のような看護計画や看護介入が必要であるかを考え、系統的、組織的に行う一連のプロセスである。[5]

その頃イギリスの看護は、仕事重視で個別性重視ではなかった。患者の個別性や生活の質の向上を計画する方法として看護があるのではなく、病気や入院によって患者の生活がどのように変化したかを評価することを目的としていた。

そのような中、RLT看護モデルができたのである。RLT看護モデルは、イギリスにおける個別看護を体系化した初めての理論だと言ってよいだろう。[6] RLT看護モデルは、患者のケアを通してそのケアを評価することを目的としている。そのため、患者が生活することに焦点をあてており、その生活行為をActivities of Livingとして12の項目で定めている。[7] この12の項目（表1）がアセスメントの基準になる。

RLT看護モデルの12項目の生活行為は、常に社会や文化との関連を意識したもので、かなり個人の生活に則ったものである。各項目を考えても普段の生活の中で体験するものばかりだと思われる。RLT看護モデルはこれらを図1のように捉えたものである。これによると、まず、図の上側のように、生活を「リビングモデル」として捉えている。ここには、「12項目の生活行為」、その「生活行為への影響要素」として、生物学的、心理学的、社会文化的、環境的、政治経済的要因がある。さらに、ライフスパン全体でこれらのモデルを活用するため、12項目それぞれの生活行為において、依存・自立の連続体であるという側面も加えている。

[5] Lindberg, J. B. 1990 *Introduction to nursing: Concepts issues & opportunities.* Lippincott.

[6] ローパーほか 2006 前掲[4]

[7] ローパーほか 2006 前掲[4]

表１　ＲＬＴ看護モデルにおける12の生活行為と内容や特徴

（ローパーほか、2006より著者作成）

生活行為	内容や特徴
安全な環境を維持する	外的な動因（けが、病気、感染などが起こりやすい環境）、ストレス、虐待、社会混乱が関連因子である。
コミュニケーティング	コミュニケーションのプロセスを重視して言語的、非言語的なものも含み、技術の進歩も重要であるとされている。年齢、知能レベル、その時の気分、社会的・文化的価値観が関連因子である。
呼吸する	感情的な側面、タバコの煙、病原菌、汚染物質が関連因子である。
食べる・飲む	知的・感情的な相違や社会文化的な相違があると飲食がうまくいかない。また食糧や飲料の入手も関連する。
排泄する	排泄に関する活動として、正常に排泄するための知識とそれに関連する感覚、運動神経の作用が必要である。その時の感情も影響する（ストレスが強い場合に尿意を催したり、うつ状態だと便秘になりやすい、など）。下水道の整備やトイレの状態なども影響する。
清潔な身支度をする	日々の衛生は欠かさず全身を洗うことである。手洗いを重要視し、常在する細菌群や移動性のバクテリア群、女性の陰部の粘膜、歯と口腔ケアも重要なものとしており、プライベートな活動としている。 衣服はコミュニケーションの手段である。
体温を調節する	体温の調節、熱の産出、熱の喪失のことであり、食物の摂取、社会的薬物（ニコチン／アルコール）、運動、感情、ホルモン・レベル、社会文化的な基準（儀礼の際の服装など）、経済状態（衣服の入手）が関連因子である。
動作する	動作はすべての生活行為に関連する。動作することの技術や人間工学が関連し、筋骨格系の病気は動作することを脅かす。動作できないことによる世間の態度（障害者への差別など）も重要な考慮すべきことである。
働く・遊ぶ	1日の大半は仕事や遊ぶことに費やしており生活の基礎である。この二つの行為は多くの側面がある。仕事において健康は利得があるので、健康と安全を確保することは大事である。その他として失業、退職や余暇活動の能力は関連因子である。
性を表現する	個人の性格や行動における重要な側面である。性交がその生活行為の重要な部分であり、その結果妊娠・出産がある。人はそれぞれ性的なアイデンティティがある。社会文化的な影響を強く受ける。性的志向も性の表現には強く関連する。
眠る	睡眠のサイクル（レム／ノンレム）を理解する。心理的、環境的側面と関連する。
死にゆく	死にゆくことは生きることの最後の行為である。自然死の他、事故死、他殺、自殺がある。安楽死の問題もある。死にゆくことは、感情的側面、信念や慣習、悲嘆や喪失との関連がある。

言葉で言えばわかりにくいが、これは各項目で、その発達によって自立できるものと、人の介助があればできるものがあり、それらが連続しているということである。ここでいう「自立」とはＲＬＴ看護モデルの中では、援助なしに個人的あるいは社会的に容認される程度まで生活行為を達成する能力のことをいう。例えば、呼吸する、眠るというような生命維持に必要なことは生まれた時からできるが、安全な環境を維持するというようなことなどは新生児期や幼児期などには難しいといえる。また、各項目とも病気や事故などで健康状態を害した時には自立が難しく、他人からの援助を受けることが必要になる。図1では、リビングモデルでは自立しているときの状態を、生活の個別性としてとらえており、何か健康問題があり患者が看護を受ける際には、その生活の個別性が個別の看護となっている。

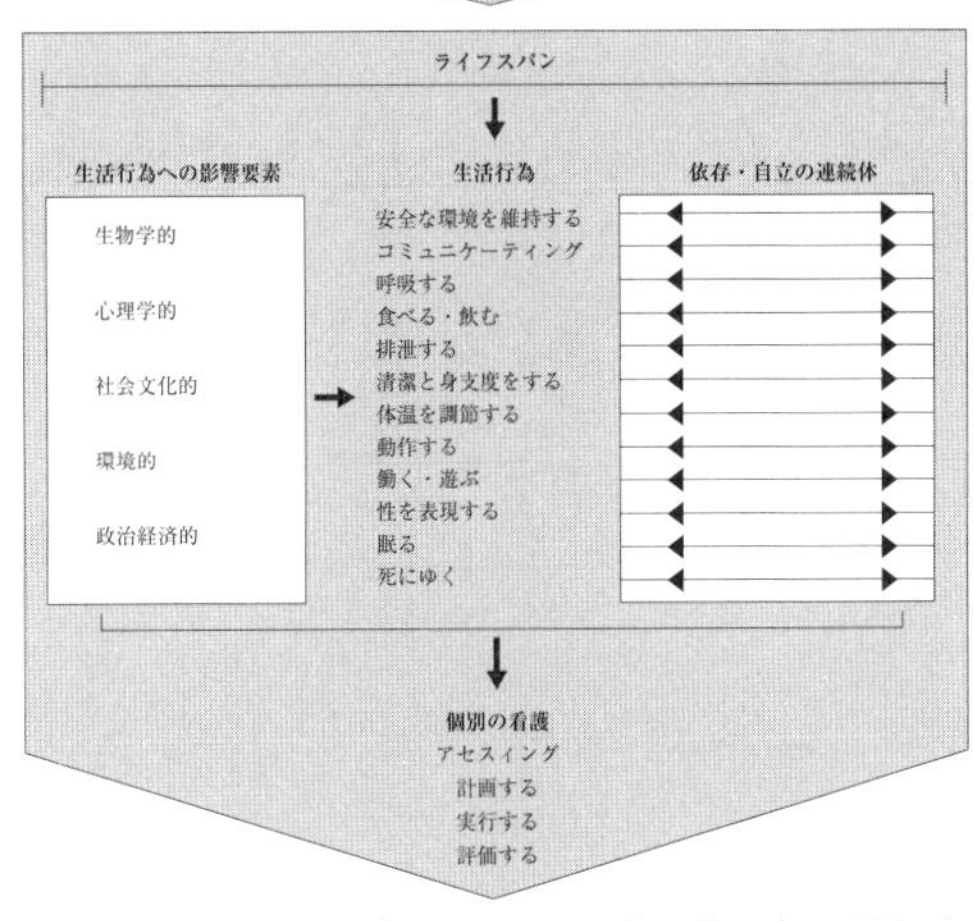

図１　ＲＬＴ看護モデルにおけるリビングモデル（上）と看護モデル（下）（ローパーほか, 2006）

図1でわかる通り、RLT看護モデルでは、アセスメントを「アセスィング」[8]としている。その理由は、アセスメントは一回きりのものではなく、絶えず継続していくものであるためだ。アセスィングは、情報収集、収集された情報の再検討、生活行為上の問題の確認、問題間の優先順位の確認を包含している。

[8] ローパーほか2006 前掲[4]p.129

■患者の経験した時間も含めた生活行動のアセスメント

生活行為に密着しているRLT看護モデルは、情報収集、アセスメント、問題の同定、看護介入、評価という看護過程の一連のプロセスに合致したものであるといえよう。またライフスパンにおいて生涯適応でき、依存と自立の連続体という概念を取り入れたことによって、病気から健康人までを具体的に網羅したものになった。RLT看護モデルで特徴的なのはアセスィングの概念である。このアセスィングを継続して情報を重ねていくということは、真の患者ニーズを見つめるのに不可欠なことと言える。

筆者の専門領域は認知症看護であるが、認知症者をケアする段階で、最も難しいのは対面での情報収集に依存できないということである。

認知症者とその看護を例にして考えてみよう。若年性アルツハイマー型認知症のAさんは六〇代の男性である。Aさんは、こちらの質問に「うん」あるいは「違う」というような意思疎通の他にも、比較的まとまった文章で自分の気持ちなどを表現することができる。生活保護を受給しながら一人暮らしをしていたが、日雇いの仕事も見つかりにくくなり、身の回りのこともできなくなり、妄想などによって周囲に暴力を振るうようになってきたため、適切な薬物治療をすることと、入院している間に在宅ひとり暮らしの支援を整えるため入院した。

入院している間、記憶障害も多少みられ、時間を勘違いしたりする見当識障害などがあったが、自分の配膳下膳や自分よりも年上の患者を手伝うなど、周りへの配慮もできていたため、他の自立度の低い患者よりは軽度に思われていた。スタッフも最初、Aさんが抱える問題が何かわからなかったようである。そのうち、「お金盗られた、同じ部屋の人だ」というい わゆる「もの盗られ妄想」が発現した。Aさんのお金への執着は強く、「今すぐに警察に行かなきゃ」と、出口を探したり、ドアをたたいたりする行為があった。スタッフはその度に、預かっているAさんの持ち物を一緒に確認し、安心してもらっていた。しかし、しばらく経つとまたAさんはもの盗られ妄想にとりつかれ、不穏になるのであった。

AさんのRLT看護モデルでいうと、「安全な環境を維持する」ことが、生物学的な側面として脳の器質的障害による認知機能の低下と、それによる心理的側面から不安があおられ、さらに環境的側面として認知機能が低下したことによる見当識障害やものの場所がわかりにくいということもあり、不安が増強されて、自立できていない状況になっているということであると解釈できる。しかし、認知症による脳の器質的な問題（この場合、見当識障害や病院にいるという状況理解の低下）に直接にはアプローチできないという医学の限界がある。そのため、看護的援助としては、生物学的な面よりも、見当識障害を助長するような混乱しやすい場所を工夫し、環境面を整えて、不安に対して、心理面にアプローチするということが考えられる。

しかし、アセスィングを続けていくことによって、事態は新たな展開になっていった。まずAさんの不穏は、排便がないときに起こるのではないかというスタッフからの意見があった。確かにAさんは、お腹にガスが溜まっているという所見はなかったが、便秘傾向があり、三日に一回下剤を投与し、出ない場合は翌日に浣腸で排便を促している状況であった。Aさんに腹部の状態を聞くとなんだか気持ち悪いということと、実はおならがたくさん出ていることがわかったため、下剤の見直しを図った。その結果、下剤なしでスムーズに排便できるようになった。そして、日中のもの盗られ妄想による不穏はほとんどなくなった。つまり、生物学的側面を認知症の症状だけで捉えていたが、ほかの身体所見も関連してこの症状が起こっていたのである。

一方で、退院が近づくにつれ、Aさんの不穏状態は夜間に集中し、ひどくなっていった。

ある日、退院調整をしていたケースワーカーが、Aさんの退院後の介護保険サービスの調整のために、地域の民生委員からある情報を得た。それは、Aさんの居住地域は日雇い労働者の多い地域で、生活保護受給者も多い地域であり、そこでは反社会勢力が、Aさんのような生活保護受給者を狙って、身の回りの世話をするという名目で生活保護費を搾取している疑いがあるということだった。このことからAさんのもの盗られ妄想は、単なる妄想ではない可能性が高くなった。退院が近づき、元の居場所に帰ることになるため、Aさんの不安が高まっていった結果、症状が起こったと考えられたのである。結局、ケースワーカーが退院後にそのような状況にならないように、地域包括支援センターを通じて財産管理をしてくれる司法書士に依頼し、生活保護費を盗られないようにするとともに、民生委員など地域のネットワークを使ってAさんが活動できるようなコミュニティでのサポートを受けるように手配した。

これは、看護師は患者の社会文化的背景と、悪質なビジネスが横行しているという政治経済的な問題にも目を向けなければならないことを示している。多くの時間を病院内にいる看護師は、こういった社会的側面を見ることができていない可能性がある。その場合にはRLT看護モデルに忠実にアセスィングを継続していくことで、問題の本質を見逃さずにすみ、的確なケアと予後のアドバイスができるのではないだろうか。

■認知症患者を理解することで深められる生活行動と個別性

Aさんは稀なケースだろうか。特に病院にいる看護師は、社会的、政治経済的側面に弱く、病院という極めて特殊な場所が日常化しているため、病院外の出来事を考慮して、患者の生活行為を捉えることが苦手と考えられる。特に昨今のケアの標準化を目指す取り組みの中で、クリニカルパスや電子カルテシステムによる看護計画の標準化が、単なる看護師の便利ツールになってしまっている。そのために患者の個別性を十分に考慮できない状態に陥っている。ケアの標準化は、ケアに差が出ないために重要であるが、これさえできていればよいものではなく、標準化できないところを丁寧にアセスィングするためのツールである。そのことをよく理解せずに実践に入ってしまうと、看護のお家芸である**「個別性」**が廃れてしまうことになる。ツールを導入するときには、必ず何を大事にしたいのかという、基盤となる理論や考え方を前提にすることが不可欠だといえる。

RLT看護モデルは、看護が画一化してしまう状態を回避するために非常に簡便でわかりやすい理論である。生活に密着した考え方で、人の生活が影響される問題の要因を包括的に捉えることができる。さらに、この理論での「アセスィング」は患者の状態をリアルタイムで捉えられる概念であり、Aさんのような認知機能が低下している人の真の情報を収集するのに、重要なプロセスが含まれている。

また、臨床では経験が仇となる時がある。Aさんの例は、それを如実に示したものであり、認知症の人の「お金盗られた」を、看護師がもの盗られ妄想だと断定してしまうことの危険性を示している。RLT理論の「アセスィング」は、一元的なアセスメントではわからなかった便秘などの排泄の状態と、もの盗られ妄想の関係や、反社会勢力による悪質ビジネスがあることを知ることで、決めつけを再考することにもつながった。看護師は、患者一人ひとりが異なる生活を持っていることはわかっていても、自分の経験の中でのみ患者を理解しがちであるという傾向を客観視することが重要である。

臨床現場では、患者の個別性を偏りなくとらえることが重要である。ＲＬＴ看護モデルは、看護師のアセスメントの偏りを是正するためにも重要な看護理論ではないだろうか。

〔山川みやえ〕

2章　アートとしての看護

2-1 患者のニード

――アーネスティン・ウィーデンバック

■援助へのニードを満たす看護

ウィーデンバック[1]（Ernestine Wiedenbach）は、幼少の頃、ドイツからアメリカに移住した看護師である。ウィーデンバックの看護への関心は、祖母の付き添い看護師のケアに深い感銘を受けたことに始まる。ウィーデンバックの理論は、病院や公衆衛生の場での豊富な実践経験と教育経験、母性看護学での研究経験などに基づいて開発された。その経験は四〇年にもわたり、主著『臨床看護の本質――患者援助の技術』[2]で、自ら紹介している。

ウィーデンバックは「看護婦（ママ）が看護婦であるゆえんは、そもそも看護婦の援助を必要としている患者の存在があるからである」[3]とし、看護援助を求める患者がいなければ看護師は存在できないことを強調した。また、患者については、治療やケアを受ける病人のみをその範囲としてきたことに異論を唱え、「ケアであれ指導であれ助言であれ、ともかくこうした援助を受ける人はだれでも保健医療の専門家やその他の保健医療の従事者にとって患者とみなされる」[4]とし、患者の定義を拡大した。こ

[1] アーネスティン・ウィーデンバック（1900–1996）

[2] Wiedenbach, E. 1964 *Clinical nursing: A helping art*. New York: Springer.（ウィーデンバック／外口玉子・池田明子（訳）1974『臨床看護の本質――患者援助の技術』現代社。改訳第2版 1984年）

[3] ウィーデンバック 1984 前掲[2] p.15

[4] ウィーデンバック 1984 前掲[2] p.16

の拡大は、母親が、赤ん坊の初めての沐浴を安全に行うことができないと感じ、訪問看護師を呼ぶ場合などを例に挙げて論じられている。この例は、患者の定義を拡大するのみでなく、母親が自分だけの努力では沐浴を安全に行うことができないことを感じ、何らかの援助が必要なこと、つまり〈**援助へのニード**（need-for-help）〉を体験し、それを認識して訪問看護師に援助を求めた例としても紹介された。

〈援助へのニード〉は、ウィーデンバック看護論の主たる概念であり、「ニード」と「援助」という二つの概念を結びつけて定義づけられた。〈援助へのニード〉とは、「個人が求め望んでいる手段あるいは行為であり、個人がそのときの状況にあってもっている要求に対応できる能力をとりもどし、さらにそれを高めていくための力となりうるものである[5]」。それにはまず、当の患者が、「自分のおかれている状況や状態をどう〈知覚〉するか[6]」、その知覚によってその人のニードが〈援助へのニード〉として体験されるか、が重要である。

他方、看護師は「そのもっている機能を発揮し続ける人間である。（略）看護婦が看護しているときに何を感じ、何を考えているかということは重要である[7]」。それは、看護師が感じることと考えていることが、患者が〈援助へのニード〉をもっているかどうか、どんな援助を必要としているかを知覚することと深く結びついているためだ。また、看護師が自らの責務の範囲をいかに知覚するかによって臨床看護が定められるともされる。

[5] ウィーデンバック 1984 前掲［2］pp. 18–19
[6] ウィーデンバック 1984 前掲［2］p. 17
[7] ウィーデンバック 1984 前掲［2］p. 21

このようにウィーデンバックは、患者の〈知覚〉を重視するが、同時に、この〈知覚〉を看護師にとっても重要なこととしている。知覚は、看護師が患者に接している「今」という時間において生まれる。看護師－患者関係において、**〈その時その場〉性**[8]が重視されるのは、それゆえであろう。

では、こうした臨床看護に関し、ウィーデンバックは主著の副題にもなっている「患者援助の技術」(a helping art) について、どのように論じているだろうか。

看護の技術は、患者が体験している〈援助へのニード〉を満たそうとして、知識や技能を適用する行為であり、それを支える看護師の思考や感情のプロセスである。思考や感情は、患者と接することにおいて感じ、知覚したことから引き起こされる。それは看護師が行う一連の行為の手前に位置づけられ、その行為が、合理的・反応的なものとなるか、熟慮されたものなのかを左右する。もちろんウィーデンバックは、「熟慮された行為」によって看護技術が構成されていることを疑わない。

そして、「熟慮された行為」を可能にするのは、看護の目的を遂行する過程で働く「援助の原理」とされる。第一の「一致・不一致」の原理は、「止まれ・見よ・そして耳を傾けよ」という信号であり、患者の様子や表現・行為の仕方と看護師が期待していることに不一致があれば、そこに看護師の注意が引き寄せられる。その注意によって、看護師は患者に専心し、熟慮する。患者の述べていることと実際のふるまいや行為の仕方の不一致もそうである。それへの気づきが、不一致の原因究明へと看護師を

[8]「〈その時その場〉性」は、原語では immediacy が使用されている。これは、看護師が患者に接している、現実の瞬間、そして期間を示す。看護師の患者への働きかけの努力や計画によって、患者は自らの〈援助へのニード〉としての体験の理解を深め、また状況が変化するにつれて知覚も変化するが、これ自体が「常にその時その場で生じる性質」をもつ。

向かわせるのである。第二の「目的にかなった忍耐の原理」は、患者の〈援助へのニード〉を明らかにするための誠意ある願望であり、努力とされる。第三の「自己充実〈self-extension〉の原理」は、看護師が自己の限界に気づき、他者に指導や助言を求め自らの枠を越え、それによって満足感を得ることである。あるいは、可能な限り「患者と共に」ケアを成り立たせることによって、これを実現させると同時に、看護の目的を果たす。このことから、ウィーデンバックがどれだけ看護師の考えや感情に重きをおいているかがわかる。これらはいずれも、患者の〈援助へのニード〉の明確化と、必要な援助を行うこと、そして、〈援助へのニード〉が満たされたことの確認のためにある。

■最後まで穏やかでいること

患者の〈援助へのニード〉は、必ずしも顕在化するばかりではない。ある看護師が調査で語ってくれた患者は、ニードを訴えることはなかった[9]。

その患者は、乳がんの治療のための手術目的で入院した。しかし、手術前に行われた全身状態の確認のためのレントゲン撮影で、胸水が見つかった。胸水の存在は、がんの転移と腹膜炎の併発を意味し、それゆえこの患者の手術は中止された。その後、患者の状態は急激に悪化して心嚢水〈心嚢液〉も貯まり、それへの対処をしている最中に亡くなった。

［9］西村ユミ 2016『看護実践の語り――言葉にならない営みを言葉にする』新曜社

亡くなるまでの数ヶ月間、この患者はとても強い苦しみの中にあった。しかし、「いつも苦しくなってもニコニコして」おり、「ありがとう」「大丈夫」と言って、つらさを口にしなかった。他方の看護師たちは、患者の状態から苦しみを感じ取り、「辛いことを、もちろんみなで軽減してあげよう」と見守りつつサポートをしていたという。その患者に関する語りでは、「旦那さん」や「子どもさん」にも触れられ、入院患者であってもなお「お母さん」と呼びかけたくなるくらい、病棟での患者と家族との接し方は「普通」の暮らしにおけるやり取りそのものとして看護師に知覚されていた。そのくらい患者は「穏やか」に過ごしており、「いつもそれなりに頑張って」いた。看護師たちには、その穏やかさがその人「らしさ」として映っており、できる限りこの状況が続くよう、さり気なく支えていた。しかし、「最後の最後に一回だけ」その患者は、「こう苦しいから何とかして」と耐え難い苦しみを訴えた。いつも苦しみを訴えない患者の表現であっただけに、看護師たちは「余計強烈」に感じ、「何とかしてあげないといけない」と言って、懸命にケアへと向かったという。

この患者が亡くなった後、夫が病棟を訪ねて来て、彼女が闘病中に書き留めていた日記を「是非、看護師さんに読んでもらいたい」と願い出た。担当をした看護師が「まず」と言って衝撃を語ったのは、患者の信仰がそこに記されており、それを看護師たちが把握できていなかったという事実である。その人らしさを知るために、信仰を知ることが欠かせないと言っているわけではない。治療ができず、強い苦しみの中にあってなお「いつも」穏やかに過ごしていた患者を支えていた何かに思いが及ばなかったこと、言い換えると、「その人の生き様」「今まで歩いてきた人生」を知ろうとしなかった自分たちの態度に衝撃を受けたのである。

その患者はクリスチャンであり、自身の病いを神から与えられた困難と受け止め、苦しみは自らが乗り越えるべきことと意味づけていた。苦しみを訴えなかったのも、それを与えられた困難として意味づけ、乗り越えて生きることこそが彼女にとって重要であったためだ。逆に、それでもなお「こう苦しいから何とかして」と訴えたときの苦しみは、いかほどのものだったか。

■自己をそれとして生きることへのニード

この乳がん患者の〈援助へのニード〉として、まずは、直接的に一回だけ「何とかして」ほしいと訴えた苦しみについて考えてみたい。耐え難い苦しみは、患者自身が対処するには限界があり、穏やかであることをも妨げたのであろう。そのことから、この訴えは、〈援助へのニード〉として顕在化したものと考えられる。しかし、がん性疼痛や心嚢水などによる呼吸の苦しみは、それ以前から続いていた。「いつも辛くなってもニコニコしていた」という語りから、看護師たちは患者の状態につらさを見て取っており、そのような状態にもかかわらず患者は「ニコニコ」していたというのだ。ここにウィーデンバックが原理として述べた「不一致」が現れている。既に紹介したが、患者はその苦しみを信仰によって別様に意味づけていた。

患者は、苦しみを感じていたと思われる時期においても、何も訴えずに「穏やか」に過ごしていた。この穏やかであることは、看護師たちにとって、大事にしたい状態だった。患者が苦しみを訴えないということも、ある種の〈ニード〉の表現であると、看護師たちに知覚されていたのかもしれない。他方で、苦しい状況にあってもそれを訴えないという「不一致」は、看護師たちの関心をその患者へと引き寄せた。実際に看護師たちは、患者の痛みや苦しみを気にかけ続けていたと語っている。この「気にかける」という支援は、患者からの訴えがなくともその可能性が看護師には知覚されており、いつでも苦痛への〈援助へのニード〉へ応じられる準備状態だったともいえるだろう。看護師たちは、むやみに苦しみを患者に問うたりせずに、しかし関心を引き寄せられつつ見守るという「忍耐」の状態にあったと言える。言い換えると、看護師たちは患者の潜在的な〈援助へのニード〉として「穏やか」に過ごすことを感じ取っており、その維持に努めていたのである。

患者はクリスチャンであり、病いや痛みを神から与えられた困難として受け止め、それを引き受けていた。それゆえ、苦痛は訴えたり取り除くべきものではなく、自らの試練であり、それを耐えて乗り越えることにこそ意味があった。だから彼女は、最期まで穏やかでいられたのであり、その状態が持続できることが潜在的な〈援助へのニード〉であったのだと言える。看護師たちは、確かにこれに応えていたのだが、亡くなった後に信仰を知り、衝撃を受けている。この衝撃は、患者が穏やかに過ごしていたとき、それを支えている何かに関心が向けられていなかったこと、言い換えると、患者の生き様や大事にしていることに関心を向け、それに関わって行こうとしなかった自分たちの姿勢に対するものであった。ウィーデンバックは、看護の技術が「熟慮された行為」であることを求めた。看護師たちは、この理論に照らして衝撃を語ったわけではない。むしろ、彼らの実践のふり返りが、このことに気づかせたのであり、熟慮された行為となっていなかった看護を問題視させたのだ。またそれだからこそ、この患者への援助が求めに応じられたものであったとしても、あるいは、実践として十分に配慮されたものであっても、看護師たちから「自己充実」は語られないのである。[10]

この事例をもとに考えると、ウィーデンバックの援助の原理は、患者の援助に携わる看護師たちがその援助と共に身につけた態度であるともいえ、彼女の理論が、臨床看護から生み出されたものであることを証明している。

加えて、この患者の例から、ウィーデンバックの理論の中心概念である〈援助へのニード〉を〈**自己をそれとして生きることへのニード**〉へと読み替えてもいいのではないかと考えた。ウィーデンバックは看護の哲学の基礎の一つに、「人間存在の尊厳・価値・自立心および個性の尊重」[11]を挙げていた。そうであれば、援助によって、あるいは自らの求めによって達成され得ること、つまりいかに生きるかを中心概念と

[10] 他方でこの看護師は、この患者との出会いを「とても印象に残るひとつの転機」であったという。自身の「心構え」が、この経験をきっかけに大きく変わったことを自覚して、その後の実践を行っている。

[11] ウィーデンバック 1984 前掲[2] p.32

して表現する方が、患者の個性をより際立たせられる。臨床の事例は、理論の更新にも貢献できる可能性を孕んでいるのだ。

〔西村ユミ〕

2-2

人間の基本的ニーズ

――ヴァージニア・ヘンダーソン

■不足を満たして補う看護

ヘンダーソン[1]（Virginia A. Henderson）は、『看護の基本となるもの[2]』、『看護論[3]』などを著した、世界的に著名な看護理論家である。特に『看護論』において、次の看護独自の機能を定義したことで知られる。

「病人であれ健康人であれ各人が、健康あるいは健康の回復（あるいは平和な死）に資するような行動をするのを援助することである。[4]」

ヘンダーソンがこうした機能を強調したのは、一九二〇年代に行われていた日常の看護が、入院患者を病院の規則に従わせ、個人の基本的欲求に相反するやり方であったことを反省したからであった。そのため、「患者それぞれの一日が、その人が健康であった日々とできるだけ違わないように保つこと[5]」、つまり、患者がそれまでの〝生活の流れ〟をそのまま継続できるようにすることを看護の目的と考えるに至っ

[1] ヴァージニア・ヘンダーソン（1987-1996）

[2] Henderson, V. A. 1960/1969 *Basic principles of nursing care*. International Council of Nurses.（ヘンダーソン／湯槇ます・小玉香津子（訳）1995『看護の基本となるもの』日本看護協会出版会）

[3] Henderson, V. A. 1966 *The nature of nursing : A definition and its implications for practice, research, and education*. London: Macmillan（ヘンダーソン／湯槇ます・小玉香津子（訳）1968『看護論』日本看護協会出版会）

[4] ヘンダーソン 1995 前掲［2］p.11

[5] Henderson, V. A. 1991 *The nature of nursing: A definition and its*

た。「看護とは何か」が問われ、それが明確になっていない時代に提案されたヘンダーソンの定義や目的は、世界各国で熱狂的に受け入れられた。

この目的は、看護実践のみで実現するのではないとされ、**チームケア**の重要性が示された。「チームの全員がその人（患者）を中心に考え、自分たちはみんな第一に患者に〝力を貸す〟のである」[6]。チームには、患者の周りにいる人々、例えば家族や牧師も含まれる。当の患者、家族（周囲にいる人々）、保健医療チームの人々が共同してこそ、患者のニーズを満たす、という目的は達成される。看護独自の機能を模索してそれを発揮するために、自ずと他職種との関係を考えることになったようだ。そのため、各専門職が「独自の機能」を果たせるよう、他の職種にとって負担になるような要求や、多職種の仕事をすべきではない、と述べる。これらの指摘は、看護師がヘルスケアチームの一員であることの主張でもある。

ヘンダーソンが看護独自の機能を果たすために提案した基本的看護ケアは、次の十四の行動[7]に対して患者を援助すること、あるいはこれらを患者が援助なしに自分一人で行えるような状態を作り出すことである。

(1)正常に呼吸する。
(2)適切な飲食をする。
(3)身体の老廃物を排泄する。

implications for practice, research, and education: Reflections after 25 years. Washington: National League for Nursing Press（ヘンダーソン／湯槇ます・小玉香津子（訳）2017『看護論――定義およびその実践、研究、教育との関連：25年後の追記を添えて』日本看護協会出版会 p. 34）

［6］ ヘンダーソン 1995 前掲［2］ p. 12

［7］ ヘンダーソン 2017 前掲［5］ pp. 42-43

(4)身体の位置を動かし、また良い姿勢を保持する。
(5)睡眠と休息をとる。
(6)適当な衣類を選び、それを着たり脱いだりする。
(7)衣類の調整と環境の調整により体温を生理的範囲内に維持する。
(8)身体を清潔に保ち、身だしなみを整え、皮膚を保護する。
(9)環境の様々な危険を避け、また他人を傷害しないようにする。
(10)他者とのコミュニケーションをもち、情動、欲求、恐怖、意見などを表現する。
(11)自分の信仰に従って礼拝する。
(12)何かをやり遂げたという感じをもたらすような仕事をする。
(13)遊ぶ、あるいは様々な種類のレクリエーションに加わる。
(14)正常な発達および健康を導くような学習をし、発見をし、あるいは好奇心を満足させる、また利用可能な保健施設を活用する。

一見シンプルだが、この十四の行動を支援する技術は極めて難しいとされる。患者が欲していること、生命を保持し、健康を取り戻すために必要なことを知るために、ヘンダーソンは、なんと看護師が患者の「〝皮膚の内側〟に入り込まねばならない[8]」とした。皮膚の内側に入ることは、物理的には為しえない。しかし、ヘンダーソンは、「意識を失っている人の意識となり、自ら生命を絶とうとする人に代わって生命

[8] ヘンダーソン 1995 前掲 [2] p.13

の熱愛者として立ち、足を切断された人の足、光を失ったばかりの盲人の目（略）」[9]になることを看護師に求めた。患者の機能を補うことにおいて、看護師の担うべき役割はとても大きい。他方で「相手の身になるというプロセスは、どのような場合にせよ難しく、めったに成功しない」[10]とも述べる。それゆえ看護師は、相手の言葉によく耳を傾け、動作に絶えず観察の目を注ぎ、またそれを実現するため自分自身についてもよく理解しなければならない。そのうえで、相手の「不足のあるところを満たすことによって彼を補う」[11]のである。この〝不足を満たし補う〟という看護師の行為は、患者の機能を補うという意味で、まるで患者がそうしているかのようにさり気なく患者の行為の中に埋め込まれる。まさに患者の身になるのであり、そのような看護を期待して、皮膚の内側に入るという形容がされたのであろう。こうした看護は、患者への最初の関わりから始まるべきである、とされる。

[9] ヘンダーソン 2017 前掲［5］p.42
[10] ヘンダーソン 2017 前掲［5］p.58
[11] ヘンダーソン 2017 前掲［5］p.50

■少しの関わりが次の動きを生み出させる

ヘンダーソンの看護の定義を確認し、次に紹介する看護場面を思い出した。これまで経験したり、見聞きしたことをもとに、再構成している。患者は高齢女性であり、肺炎を患って入院してきた。呼吸状態が不安定なため、鼻カニューレを使って酸素療法を行っていた。入院時は苦悶の表情を見せ、ベッドを平らにできないような呼吸状態であり、看護師が声をかけてもはっきりした応答はなく、ベッドに横たえた体を自力で動かすことも難しい状態だった。遅い昼食が出されたが、看護師の援助を受けて少しだけ口に入れ、すぐに断念してしまった。

しかし、夕食は自力で食べていた。ヘンダーソンの基本的看護ケアには、「⑵適切な飲食をする」ことを助ける、あるいはそれが一人で行える状態を作ることが挙げられている。この患者において「適切な飲食をする」ことは、いかに実現したのだろうか。

夜勤帯となり、担当の看護師が交代した。看護師たちは、自身が受け持つ患者たちに挨拶をしながら、状態を確かめていた。その高齢患者の担当看護師は、まず、自分が夜勤帯の担当であることを告げたが、患者は目を閉じたままだった。〝変化〟はその後に少しずつ起こり始めた。看護師が患者に体温を測ることを告げ、腋に体温計を挟んで「ご自身で体温計をここ（腋）に挟めますか？」と問いかける。最初は看護師が、患者の腕を外側から押さえて、体温計が腋に挟まっている状態を作ったが、看護師が押さえる力を少し緩めると患者は自ら腕に力を入れようとした。「反対の腕で血圧を測らせてくださいね」と声をかけたときは、体温計は患者の力のみに委ねられていた。それまでは、ただただ横たわっているように見えた患者が、僅かではあるが、腕に力を入れることができていた。それも、看護師の依頼に応じることによって。続けて看護師は、「息苦しさはどうですか」と言って顔をのぞき込みながら、前胸部に手をあてた。その時、患者は目を僅かに開け、小さい声で「はい」と口を動かした。

再度、「鼻のチューブから酸素が出てるから、大きく息をしてみましょう」と言うと、患者は大きく息をしてみせた。看護師は「その調子ですよ」と励まし、続けて「お食事もできそうですね」と、次のステップを患者に示した。つい先ほどまで、ぐったりして横たわり、言葉かけに応答もしなかった患者が、看護師の少しの関わりで動き始めた。

　しばらくして、看護師が夕食を持ってきた。「食事はできそうですか。お手伝いしますね」と声をかけると、患者は目を開けて頷く。しかし看護師は、すぐに食事介助を始めなかった。「食事の前に、お口をすっきりさせましょう」と吸い飲みで水を口に含ませ、うがいをするように促す。それができると、「少し水を飲んでみましょうか」と言い、吸い飲みを口に近づけ、傾ける。患者がそれを咽(むせ)ずに飲み込むと、「喉が渇いてましたね」「体が楽になりますね」と言って元気づけ、ようやく食事に話を進める。

　日勤帯での昼食は、看護師が介助をしても、僅かに口に入れただけだった。夜勤帯の看護師はそのことも知っている。だから、試しながら進めたのであろう。まず、患者の体の位置を固定し、サイドテーブルを患者の前にセットする。タオルを胸の前に広げ、テーブルの上に食事を並べる。お粥と細かく刻んだ野菜の煮物、お味噌汁、これらを一つずつ紹介すると患者の視線がそれを追っていく。「まずは一口、食べてみましょう。何がいいですか」。患者の視線が向いた野菜の煮物を看護師がスプーンで掬って口元まで運ぶ。患者は口を開け、咀嚼をして飲み込む。「ご自分で食べられそうですね」。次いで、食べたい物を尋ねながら、「手でスプーンを持ってみましょう」と促す。患者はスプーンを手に取ってお粥を掬うと、看護師の方を一瞥して口に入れる。「できますね。自分のペースでゆっくり食べてくださいね」。看護師がベッドサイドを離れても、患者は少しずつ食べていた。

他の病室を回りながら遠巻きに見守っていた看護師がその患者のベッドサイドに戻ると、お粥と野菜は完食していた。お椀をうまく持ち上げられないためか、汁物だけは残っていた。看護師が見守りつつ味噌汁を飲むのを促すと、スプーンでゆっくり掬い、少しだけ残して「ごちそうさま」と言った。

■生きる力を共に作るケアへ

「患者それぞれの一日が、その人が健康であった日々とできるだけ違わないように保つこと」[12]。これをめざした看護こそが、ヘンダーソンの理論の柱である。先述した看護実践は、「⑵適切な飲食をする」ことを促したケアと言えるが、むしろ患者の潜在力の発見と発揮、その積み重ねによって実現した「適切な飲食をする」であったといえる。

詳しく見てみよう。患者は高熱を出して体をベッドに横たえ、苦悶の表情をして酸素療法を受けている、意識レベルもはっきりしない状態であった。この患者に最初に

[12] ヘンダーソン 2017 前掲［5］p.34

行ったのは、看護師の自己紹介である。この時患者は目を閉じたままだったが、続けて依頼した体温計を腋に挟むことは、腕に力を入れて応じた。次第に目を開け、深呼吸を自分でやって見せた。この段階にきて、看護師は食事に言及するが、すぐさま食事を始めない。まずは口をゆすぐことを勧め、それが自力でできると、一口だけ水を飲むことを勧める。口の中をすっきりさせ、水分を欲する状態を看護師が作ったともいえる。またそれは、脱水を改善させ、食事を取る体力の回復にも貢献していることだろう。こうした積み重ねの先で、食事をセットして内容を一つずつ一緒に確かめ、初めの一口を食べることの支援が、患者が自分の手で食べることを実現させた。

この実践は、入院したその日の夜勤に行われた。ヘンダーソンも看護は、患者との最初の関わりのときから始まるとしている。それは、患者ができることを確かめるだけではなく、自分で何かをしようとする、つまり、水を飲もうとする、食べたい物に関心を向ける、咀嚼して食べようとする、自分の手でスプーンをもって食べようとする、というニーズまでをも作り出す。その結果、「適切な飲食をする」ことが実現したのだ。このとき並行して、(1)(4)(7)(10)への看護も進められていた。看護師の些細な言葉かけ、患者のちょっとした動きへの促しやその実現を重ねることが「患者が何かをしようとする」ことを作り出した。そう考えると、看護師は「自力で食事をする」ことを目標に看護介入をしていたわけではない。

ヘンダーソンは、看護過程にのっとった実践を看護とすることに批判的であった。[13]

それは、このプロセスに乗らない先述したような実践を捨象してしまう可能性があるためだ。むしろ、看護過程において記録に残されない、その都度の患者の動きを丁寧に見て取りつつ促し、そこに何かをしたいというエネルギーの萌芽を見て取り、その動きに働きかける実践こそが有意味であると考える。ヘンダーソンの看護の定義は、こうした見過ごされてしまいそうな日常的な実践を掬い出し、意味を与える可能性をもつ。

他方で、この実践は、「不足を満たして補う」というヘンダーソンの表現には収まりきらないように思われる。一見するとそう思われても、この表現を超えた看護が営まれていると言っていいのではないか。人間は、部分の総和ではない。何かができないことは、その欠如のみではなく、その人の全体の機能が大きく組み換わっている状態といえる。そうであれば、看護師が相手の不足を満たすことは、できない何かを補うのみではなく、関連する行為や意欲を生み出すきっかけを作り、全体の機能を大きく変化させてニーズを実現させる実践といえる。また、この**力動性に看護師も巻き込まれている**[14]。ヘンダーソンが表現した、患者の「皮膚の内側」に入り込むことは、決して比喩ではなく、看護によって実現した患者の行動の表れそのもののことなのだ。先に挙げた患者が体温計を挟むことも、大きく呼吸をすることも、食事を自分で食べることも、二人の関係の中で生み出されていた。

こうした関係においては、看護師なくして患者は自身の力を発揮できないのか、と

[13] ヘンダーソン／小玉香津子（編）2017『ヴァージニア・ヘンダーソン語る、語る。——論考集・来日の記録』日本看護協会出版会 pp.37-54

[14] 看護師が相手の不足を満たそうとすることは、相手に関心をもち、応じていくことである。それは、看護師が患者を対象化して、患者の側の変化のみを見ていることではなく、患者に応じ関与することによって、看護師もその患者の変化を共にしている。言い換えると、患者の変化は看護師の関わりと共にあり、その意味で、看護師は巻き込まれているのである。

指摘されるかもしれない。しかし、支えられて行うことができた、という経験が、患者にとっては自立の足場となる可能性がある。生きる力はこうした関係が作り出す。その自覚は看護師たちに、患者の状態の変化に自身の看護の成果を見て取るという再帰的な経験をさせ、いわゆる反省的実践を促すことになるだろう。ヘンダーソンの看護論は、不足を満たすケアに留まらず、**生きる力を共に作るケア**へと読み替えられ得る、と私は思う。

〔西村ユミ〕

2-3 看護の概念モデル

——エヴリン・アダム

■知的イメージとしての「看護の概念モデル」

アダム[1]（Evelyn Adam）は、ドロシー・ジョンソンやヴァージニア・ヘンダーソンの影響を大きく受けている。一九七九年に出版した『看護師であること[2]』は世界各国で翻訳され、多くの看護職に読まれてきた。アダムは「看護の実践・教育・研究は、看護に関する明確な枠組みに基づかなければならない」として、一九七〇年以降、「看護の概念モデル」の普及に力を注いできた。

看護の概念モデルとは、「抽象であり、ものの見方であり、精神の創造物である」と述べられ、「ある領域の概念モデルというのは、その領域を非常に幅広く、全体的に見る方法である」。そして、看護の概念モデルの多くは、次の二つの源に由来していると述べる[3]。

(1)そのモデルを作った人が選んだ理論

(2)その人の職業経験

[1] エヴリン・アダム（1929-）

[2] Adam, E. 1991 *To be a nurse* (2nd ed.). Philadelphia : W. B. Saunders.（アダム／阿保順子（訳）1996『アダム看護論』医学書院）

[3] Tomay, A. M., & Alligood, M. R. 2002 *Nursing theorists and their work* (5th ed.). Maryland Heights: Mosby.（トメイ、アリグッド／都留伸子（監訳）2004『看護の理論家とその業績（第3版）』医学書院 p.619）

しかし、そう言われても、この「概念モデル」が何であるのかはいまひとつ、つかみどころがない。手がかりとして、次の記述が参考になる。「概念モデルは、教育、研究、看護ケアの概念的出発点なのである」[4]。それゆえ、概念モデルは看護師の知的イメージとして、後頭葉に置かれる。

また、このイメージは、言語で表現できるほど鮮明ではないともされる。看護師一人ひとりは、自身の看護実践や教育、研究を方向づける考えの基盤を持っている。しかしそれは、当の看護師において当たり前のことであって、自覚したり言語化したりすることが難しい。アダムは、それを言葉（＝概念モデル）にして社会に示すことの必要性を述べる。そうでないと、看護師は何をする専門家であるのかを、自分たちも含めて曖昧なままにとどめることになるためだ。アダムにとって二一世紀の課題は、すべての看護師が明示的な概念モデルを取り入れることである[5]。

アダムは、看護師は患者との間に「**援助関係**」を確立していかなければならないと言う。その関係に関与するのは、クライエント（患者）と自分の概念モデルを持っている看護師である。この関係は、各看護師が持っている概念モデルを基盤とし、目的に向かっていく**系統的プロセス**によって実現する[6]。ここで注意しなければならないのは、系統的プロセスでは、患者のデータを集め、解釈し、看護計画を立て、実践して評価する、そのすべての過程がこの概念モデルに基づいて行われる点である。個々人

[4] トメイ、アリグッド 2004 前掲 [3] p.620

[5] Adam, E. 1983 Frontiers of nursing in the 21st century: Development of models and theories on the concept of nursing. *JAN*, 8(1), 41-45

[6] アダム 1996 前掲 [2] p.28

の概念モデルが基盤となっていなければ、系統的プロセスの方向性は曖昧になる。援助的関係、概念モデル、系統的プロセスは相互に作用しあっているのである。

こうして成り立つ看護実践は、保健医療チームの欠くことのできない構成要素の一つとして位置づけられる。アダムは、各専門領域間の援助活動は重なり合う部分を持ちつつ、独自の機能も持つと言う。この多職種の関係は、花の模式図（図1）で示される。医学、理学療法、言語療法などと共有する、言い換えると相互依存する機能を花の中央に置きつつ、各花弁の一部は他とは区別されて独自の機能を表現する。[7] この独自の機能を明確にするのが、看護の概念モデルである。専門職の独自の機能を示す際、他の専門職との違いを強調することが多いが、この花の模式図は、重なりと独自性の両方を際立たせている。その意味で、アダム自身の概念モデル、つまり多職種の実践の重なり合いが患者の支援には重要であることを表した図であると言っていいだろう。

「概念モデル」にもう少し具体性を持たせてみよう。例えば、医学診断において意識障害とされた人、あるいは長期にわたって意識の兆候が見られない人に対し、それでもその人の意識の可能性を期待して関わり続ける看護師の態度には、ある種の人間の見方が備わっているように思う。私は、この見方が、アダムの言う「自分なりの看護の枠組みや概念」、つまり概念モデルと関係していると考える。それは一人ひとりの看護師がもっている看護に対する考え方や見方、看護観と言い換えてもいいだろ

[7] アダム 1996 前掲 [2] pp.103–104

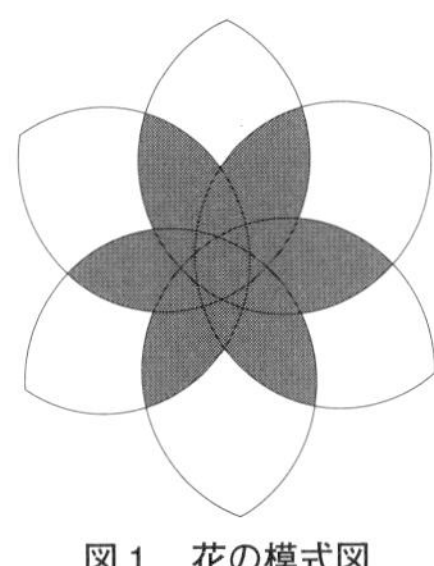

図1　花の模式図
（Adam, E.,1991, p.104より）

う。

さて、アダムは既存の看護モデルが抽象的かつ複雑であるために、多くの看護師の理解を超えていると指摘する。これを克服するため、看護師が独自の機能を有しているとしたヴァージニア・ヘンダーソンの概念を発展、洗練させて看護の概念モデルを組み立てた。

この概念モデルには、三つの構成要素――「**仮説**」、「**信念と価値**」、「**主要単位**」がある。「仮説」は、そのモデルの土台（理論的基礎）である。例えば、ヘンダーソンの看護モデルの仮説の一つは「人間はみな、基本的ニードをもつ複雑な全体的存在である」とされる。[8]「信念と価値」は、看護の概念の根底にある考え方であり、ある専門職、ここでは看護師において〝なぜ（why）そのモデルであるのか〟を意味している。ヘンダーソンの場合、「看護師は独自の役割をもっているが、他の医療専門職と共通の役割も持っている」。[9]「主要単位」は、概念モデルの内容を示す。ヘンダーソンの場合、「看護の目標」「クライエント」「看護師の役割」「看護問題とされる困難の原因」「ケアの実施」「望ましい結果」として示される。このアダムの仕事によって、ヘンダーソンが彼女の理論において明確に概念化できていなかった概念モデルが洗練され、ケアの対象となる「**人間**」をどのように見ていたのかをわかりやすくした。

[8] アダム 1996 前掲 [2] p.12

[9] アダム 1996 前掲 [2] p.13

■意識障害患者の母指の「応じるような」動きの発見

私はある病院での調査で、ある看護師が、長期にわたって意識障害とされていた患者の母指が少しだけ動くことを発見し、それを機に、周囲の者の患者への関わり方が大きく変わり、患者の状態も大きく変化したということを聞いた。

その看護師は、患者を担当するプライマリーナースであった。彼女は、患者に関わるたびに声をかけ、応答の可能性を慎重に確認し、生活範囲を広げるために一緒に散歩に出たりもしていた。ある日、プライマリーナースは、この患者の母指が、看護師の言葉かけに応じるようなタイミングで動いたのを発見した。「応じるような」とした通り、それを言葉かけの返事としてはっきり識別するのは難しかった。偶然、反射的に動いた指が、言葉かけのタイミングにあっていただけなのかもしれない。そう思ってしまうほど僅かな動きだった。

あまりにも僅かな動きであるため、自分たちが見過ごしてしまいかねない。もし、何度も見過ごしてしまったら、患者は応答をしてくれなくなるかもしれない。そう思った看護師は、母指に大きな鈴をつけ、看護師を呼びたいときや返事をしたとき、これを鳴らして欲しいと伝えた。するとどうだろうか。患者はしっかりその鈴を鳴らしたのだ。

患者が鈴で返事ができるようになってからの後の変化は、とても大きかった。患者は鈴で見たいテレビ、聴きたい音楽、食べたいもの、髭を伸ばしたいという希望、髪型の好みなどを訴えてくれた。患者の訴えや希望は、看護師たちや周囲の者たちに、それを知るための言葉かけを促した。鈴による応答、その応答への応答が、この患者の希望、さらには交流を生み出したと言ってもいいだろう。患者はパジャマではなくTシャツなどを着て過ごすようになり、髭の形にもこだわり、別人のように顔もすっきりした。車いすで過ごす時間も増え、他の患者のもとに挨拶に行ったりもした。家族との鈴を介したコミュニケーションも盛り上がっていた。カニューレ口を開けていたため話すことはできなかったが、言語聴覚士の支援によって、口を動かして「はい」「いいえ」と応答したり、髭のカットの際には、「もうすこし」などを口の形で示して、希望を述べたりした。

この間、看護師たちがしたことは、鈴を合図にして患者の希望を確認し、それをかなえることであった。できないことは患者にそれを伝えた。このような状態になると、看護師はケアの時間や方法も患者とともに考え、実施するようになった。

他方で、患者はすぐさま社会生活に復帰できるような状態にまで回復するわけではない。患者も家族も、あるところまでの回復により、次なる回復へのニーズを持ち始める。より現実的な〝自立〟に向け、理学療法士は電動車いすを提案し、作業療法士は鈴をつけていた指が、車いすのレバーを操作できないか、と提案した。看護師も、他の専門職も共に、患者の目標を聴き取り、共に希望をかなえる取り組みへと向かうことになった。

■患者が花弁の一つとなり希望を実現するモデルへ

この例は、長期にわたって意識障害とされていた患者の母指の動きを、ある看護師が見つけ、その指に鈴をつけてコミュニケーションを図ったというものである。既に述べたが、患者の母指による応答は、ごくごく僅かであり、見過ごしてもおかしくないくらいの動きだった。この動きに、応答の可能性を見て取ったことを、アダムの概念モデルとの関係で見てみたい。

この看護師は、既に何年にもわたって意識障害患者のケアを専門にする病院で働いていた。この病院は、患者たちには意識がないのではなく、意識はあるがそれを表出する手段を持っていないという考えを持っていた。そのため看護師たちは、患者にその手段を見出し、コミュニケーションの確立をめざすことを目標にしていた。この看護師がこの病院に勤務をし続け、患者の母指の動きを発見したということは、彼女が次の仮説を持っていたことを物語っていると言える。

⑴人間は誰もが意識をもっており、何らかの方法でそれを表現している。
⑵人間は誰でも、希望をもっており、それを他者に伝えようとする。
⑶人間は、希望が満たされることによって、次なる希望を作り出す力をもつ。

仮に、⑴の意識を持っているという仮説を備えていなければ、看護師は長年にわたって患者に声をかけ続けることができただろうか。あるいは、僅かな指の動きに、返事の可能性を見て取ることができただろうか。アダムによれば、これらの仮説はいつも意識されているわけではない。一人ひとりの仮説はその看護師にとって当たり前のことであり、明確に述べることが難しい。ところが、この看護師は母指の動きを発見し、鈴をつけてみることで返事を確認できると、「誰もが意識を持っている」という考え方を自覚するようになった。そして、鈴によってコミュニケーションを図り、希望を聴き取り、それを実現させていくと、⑵の希望を持っていることも自覚されていく。⑶は援助関係の中から生まれた。このように考えてみると、仮説はそれが実現することによって自覚されて強化され、次なる実践を生み出していく基盤になっていく。アダムは、その看護師の過去の経験が仮説を生み出す源になっていると述べた。本章ではさらに、経験が仮説の源となり仮説が経験によって次なる実践の土台となることを加えたい。この循環が概念モデルの仮説を強化したり更新したりしていると言っていいだろう。

次いで、信念と価値について考えてみる。概念モデルにおける「**信念と価値**[10]」は、その看護師にとっての看護の概念の根底にある考え方である、とアダムは説明している。言い換えると、この言葉は、看護とは何をする職種であるのか、を問うている。それゆえ、信念と価値において、アダムは看護師の役割を述べている。このように考

［10］　アダム 1996 前掲［2］p.7

えると、この看護師は、看護について次の考え方を持っていたと言えるだろう。

⑴看護師は、患者の生活に関心を向け、最も近くで最も長く時間を共有し、患者の変化に応ずる役割を持っている。

⑵看護師は、上述した独自の役割を持ちつつも、他の医療専門職と共通の役割をも持っている。

この看護師は、偶然ではないかと思われるほど僅かな母指の動きに、返事の可能性を読み取った。それは、患者の近くでその変化を観察し続け、ちょっとした変化であっても見逃さずに対応をしていく実践であった。そこには見逃さない、という強い意思が現れていた。その意味で、看護師は⑴の役割を遂行していたと言える。他方で、患者は生活上の希望がかなうことで、次なる希望を表出するようになった。それに応じるために、複数の医療専門職がそれぞれ固有の役割を担いつつ、同時に共通した役割、つまり患者の希望を聴き取り、患者がめざす方向性を汲み取った実践を作り出した。この患者の例から、多職種連携は、患者の希望によって作り出されると言っていいだろう。花の模式図の花弁の一つに患者を加え、患者が他の職種と相互に協働しつつ自らの希望を実現していくモデルとなっていいのではないか。

〔西村ユミ〕

3章　行動システムに基づいた患者理解

3-1 行動システムモデル

——ドロシー・ジョンソン

■行動の集合体としての人を看る

アメリカにおいて看護の学士課程が設置され[1]、研究教育の成果が一気に花開くのは一九五〇年代からである。その先駆けの流れを作ったのが**ドロシー・ジョンソン**[2](Dorothy E. Johnson)である。

ジョンソンはナイチンゲールの信条[3]を受け継ぎながら、患者と環境との関係に着目し、理論的な「**行動システム**」という考え方を展開した。そして、病気の人ではなく、数量的検査データで疾患をとらえる医学モデルが主流であった時代においてジョンソンがモットーとして掲げたのは、〝病気の特性に注目するのではなく、個人としての患者に焦点をおくことが看護だ〟ということである。ジョンソンは、「病気の予防、治療中、病後においても、効率よく有効に患者の行動が機能するように促進することが、看護独自の明確な貢献である[4]」と考えた。

[1] 一九〇九年に初めて大学教育として始まり、一九三八年には四八の総合大学で看護課程が設置されていた。

[2] ドロシー・E・ジョンソン(1919-1999)

[3] 看護は科学的な観察や技術により、人々を病気から守り治癒を助け、社会の福祉に貢献する専門的な職業であること、看護は人間としての病人に焦点をおくものであり病気を見ているのではないこと、人間は環境により影響され自然の力を発揮できるというものである。Nightingal, F. 1992 *Notes on nursing* (Commemorative edition). Philadelphia: Lippincott, pp.23–28、筒井真優美(編)2015『看護理論家の業績と理論評価』pp.134–148を参照。

[4] Johnson, D. E. 1977 The behavioral system model for nursing, paper printed at a workshop for Sigma Theta Tau.

ジョンソンは人間を「行動システム[5]」としてとらえ、観察される行動に着目した。その行動システムは多層的な視点で考えられており、**七つのサブシステム**[6]から成る。

(1)愛着・所属サブシステム（attachment-affiliative subsystem）：人と人との親密さを表す行動

(2)依存サブシステム（dependency subsystem）：他者に助けや養育を求める行動

(3)摂取サブシステム（ingestive subsystem）：いつ、どのように、何を、どれだけ、どのような状況で食べるかを取り上げる

(4)排除サブシステム（eliminative subsystem）：いつ、どのように、どのような状況で排泄するかを取り上げる

(5)性サブシステム（sexual subsystem）：性役割の認識の発達に始まり、広範囲の性役割行動を含む

(6)達成サブシステム（achievement subsystem）：環境の操作を意図した行動

(7)攻撃・保護サブシステム（aggressive-protective subsystem）：自己防衛と保存

次に、各サブシステムを構成する四つの要素がある。

[5] 行動システム（Behaviorl System）：パターン、反復、目的をもった行動の様式である。このような行動様式は、組織化され統合された機能単位を形成し、人間と環境との相互作用を決定し、限定し、環境内でその人と対象、事象、場面との関係を作り上げる。通常、行動は記述され、説明されうるものである。行動システムとしての人間（患者）は、効果的な調節と適応によって、安定と平衡に達しようとしている。

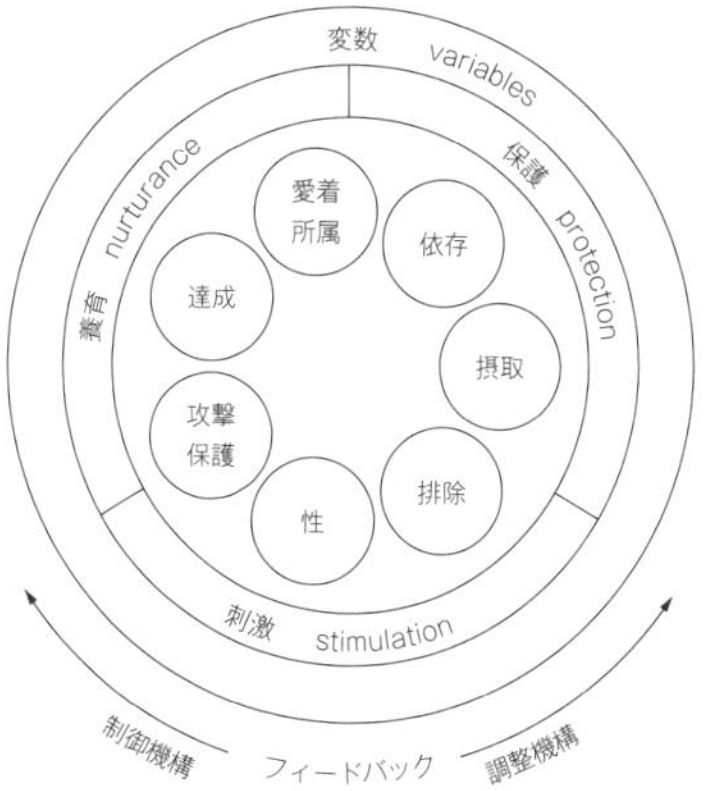

図1 ジョンソン行動システムにおける7つのサブシステムと3つの機能的要素（Grubbs, 1980[7]より一部改変）

①衝動・目標（drive/goal）：行動の最終結果を求める衝動、モチベーション
②構え・状況（set）：行動の傾向――いつもの行動の傾向・状況因子
③行動選択（choice）：その人が活用可能と思う行動を選ぶ
④行為（action）：目標に向けた行為、行動

このように、人間を多数の行動の集合体と見て、七つの行動サブシステム[8]を特定し、行動システムのバランス維持に焦点をあてることが、看護として目指されている。具体的な方針としては、機能的要素である保護・養育・刺激[9]を用いて援助し、患者が良い安定した状態が得られるようにすることである。つまり、現代で言うところの**看護過程**の思考方法のように、患者をアセスメントする七つの視点を定め、どこにどのような課題があるのか、どのように看護介入したらよいか、分解して見て統合的に関わることを志向している。

■パターンができることの意味

糖尿病者への一年に亘るフィールドワークを通して、食事・運動療法の実践を現象学的に記述[10]した論文がある。保田さん（仮名）は二型糖尿病と診断され、約一ヶ月半教育入院をしていた六〇歳代後半の男性である。三年前に呼吸困難で緊急入院した保

[6] Johnson, D. E. 1990 The behavioral system model for nursing. In Marilyn, E. P (ed.), *Nursing theories in practice.* New York: National League for Nursing. pp.23-32

[7] Riehl,J. P., Roy,C. 1980 *Conceptual models for nursing practice* (2nd ed.). Appleton-Century-Crofts.（兼松百合子・小島操子（監訳）1985『看護モデル――その解説と応用』日本看護協会出版会）

[8] 七つの行動サブシステムは、心理学、社会学、人類学の行動科学者の研究がベースとなっている。タルコット・パーソンズ（Parsons, T.）、ラポポート（Rapoport, A.）、チン（Chinn, R.）、バークリー（Buckley, W.）、ベルタランフィ（Bertalanffy, L.）ら。

田さんは、身長一七〇センチメートルで当時一一〇キロ程の体重があり、太りすぎによる過呼吸との診断を受けた。生活保護を受け、ひとり暮らしの保田さんの食事はもっぱらコンビニ弁当などであり、弁当だけでは足りずおにぎりや甘い物を追加して食べていた。医師から痩せるように言われたが、五キロ以上減らすことができずにいる中、糖尿病の疑いがあり初回の教育入院となった。

入院した保田さんは、糖尿病教室で疾患の基礎知識や、食事・運動・薬物療法についての自己管理などについて学び、かつ病院食による食事療法、薬物療法を受けていた。運動についても医師から歩行を勧められ、それを自ら手帳に記録として留めるようになった。保田さんは入院加療により一二キロ痩せ、かつてはコンビニの中を回るだけでも息切れをしていたのに、一日一万歩まで歩けるようになった。退院を控えた保田さんは、食事についてどうしようかと思案し、試験外泊であるパターンを試してみた。それは、病院食を参考に食べていいもの・悪いものを覚え、三食それぞれの量はお弁当箱を活用して、朝に一日分まとめて三つのお弁当を作るというものだった。

退院後一年間、保田さんは食事・運動・薬物療法を継続し、体重も着実に減らし続けていた。これは糖尿病の自己管理の難しさを考えると、驚くべき成果だと言える。保田さんの生活は、一見すると自己管理のようにみえるがそうではない。彼は治療を契機に試行錯誤の末に創り上げた生活スタイルが「できる」ことが喜びとなっていた。その結果、糖尿病の自己管理を実施していたというよりも、喜びが得られる生活

［9］　それぞれのサブシステムは、1システムが対処できない有害な影響から保護されなければならない、2環境からの適切な供給を通して養育されなければならない、3沈滞を防ぎ、成長を増すのに役立てるように刺激されねばならない、とする。

［10］　細野知子 2019「探求し続ける食事・運動実践 —— 糖尿病治療で知ったよろこびをきっかけに」『臨床実践の現象学』2(1), 1–19.

を維持継続すること自体が、彼にとっての大事な目標となっていった。[11] では、一年間の継続がどのように実現したのかに注目してみよう。

調査者の細野が保田さんの自宅訪問をすると、まず冷凍庫を見せられた。保田さんの冷凍庫には、タテ一列にお弁当箱が四個ぴったり収まるようになっており、冷凍庫内は手作りのお弁当で満たされていた。このお弁当箱に保田さんはご飯とおかずを決めた量入れ、冷凍庫の一列が「四個減ったら、作る」というパターンで、四つ同じお弁当を作っては冷凍していた。細野はこの弁当箱の一列という単位が、実践を回し続ける重要な歯車となり、一列減ったら、次の一列を作るための買い出し、調理・弁当詰めという行為を生み出していたことを明らかにした。[12] さらに、興味深いのは〝お弁当の量〟の決まり方である。当初保田さんは病院食よりも少ない量を食べ続け、一ヶ月に七キロも体重が減り、医師にやりすぎだと注意を受け、一ヶ月に一キロのペースが良いと指導を受けた。その後お弁当の量を増やしつつ、何をどこまで食べていいのか、体重への反映具合を細かに見ながら、今のお弁当箱に入れるべき量を定めていった。運動についても、決めたコースを普段は三周、体重が増えたときは四周といった具合に、体重と連動したパターンを作り、入院時同様に万歩計の歩数と体重を記録するやり方を継続していた。

慢性疾患の自己管理においては、細野も指摘[13]しているようにその成否が個人の責任として議論されていることが多い。他方で、患者が自己管理を長年継続していく難し

[11] 細野 2019 前掲 [10] p. 13

[12] 細野 2019 前掲 [10] p. 11

[13] 細野 2019 前掲 [10] pp. 1–3

さも常に指摘されている。ジョンソンの行動システム理論の視点で先の保田さんのケースを見直してみると、慢性疾患の自己管理について新たな可能性が見えてくる。

一ヶ月半の教育入院を経験する前の保田さんは、「摂取サブシステム」において健康を害するパターンが繰り返されていたことがわかる。サブシステムの構成要素に着目すると、食においてただ満腹になることが無自覚のうちに「衝動・目標」となっており、それを達成するために三食コンビニに買い物に行く傾向が「構え・状況」としてつくられ、コンビニではお弁当に加えおにぎりや甘味も買うという「行為選択」がなされ、最終的に満腹になるという目標を満たすべく、それらすべてを食べる『行為』が積み重なっていた。そこには長年ひとりで食事を摂っていたことも関連する、「愛着・所属サブシステム」における満たされなさも背後的な問題としてあったと考えられる。

さらに、慢性疾患の様相も見えてくる。先に挙げた各サブシステムの不調は、急性疾患のようにある日突然目に見えて不調になるのとは異なり、小さな不調の積み重ねによって生じていた。それは、行動システムとしての患者が自ら対処できる範囲であり、ひいては医療との接点を持たないまま、長年経過してしまうことになる。結果、大きな不調が明るみにでたときには、極度の肥満やそれに伴う呼吸苦、そして糖尿病という〝疾患〟にまで至ってしまうことにもつながっていたことがわかる。

対照的に、退院後の保田さんの生活では〝生活のパターン〟を自ら考え、創り、実践継続していたことがわかる。そこには、糖尿病のための自己管理という医療者が望む「目標」とは異なるが、体重を減らし、今の痩せてきている動きやすい身体を維持したいという新たな「目標（goal）」が見出されていた。そしてお弁当箱と冷凍庫を使った食事療法がうまく回る「状況（set）」を自ら試行錯誤して創り出し、三食をお弁当にするという生活になっていった。お弁当の量や内容も医療者からの指導を鵜呑みにしたのではなく、むしろ自らの試行錯誤の中から「選択（choice）」し、運動においても体重の増減をみながら「選択（choice）」がなされていた。結果、目標を達成するための「行為（action）」が自ずと決まり、生活が回りだし、継続されていた。

さらに五キロ以上どうしても痩せることができなかった時期の保田さんは、自己や環境をある基準に向けてコントロールするという「達成サブシステム」にも課題があったことが推測される。また、定職についていなかったことも課題を複合的なものにしていたと思われる。つまり、自己の力で何かに変化を起こしたり、技能や習慣を獲得したりという達成感、できる／できたという感覚を持てなかったのだろう。それが、一ヶ月半の入院により、初めて十二キロ以上痩せることができ、人生における大きな達成感を経験したと考えられる。それが、できる喜びであり、改善した生活を維持するモチベーションにもつながっていた。

■新たなシステムをつくる看護

当初、ジョンソンのシステムとして人間を捉えるということに強い抵抗感があった筆者は、なかなか理論が入ってこなかった。情報として理解できても、自分の看護観と相容れなかったのだろう。しかし、細野による保田さんの食事・運動実践の記述とジョンソンの行動システム理論を往復してみると、理論の新たな可能性が見えてきた。

現代は、多くの疾患が慢性化しており生涯に亘って長く付き合うことが求められる時代である。筆者は、現代の病い経験を捉える新しい概念生成[14]を目指す研究プロジェクトで耳にした、三〇年以上慢性疾患と付き合っているある方の言葉が忘れられない。それは、「薬を飲むとか、食事に気を付けるとか、ひとつひとつのことはどれも難しいことではなく、小さなことなんだけど、それをずっとやり続けるということが一番大変なんだ。」という言葉である。長期であればあるほど、小さなことを継続すること、それを自己の管理の下で行うことが苦しくなる。そうであれば、自己管理を強調し個人に責任を帰するのではなく、患者と共に新たなシステムを作り、それに乗ることを慢性疾患の看護として位置づけることが、ジョンソンの理論から見えてくる可能性として提示できる。システムに乗ることで、自己管理がありふれた「日常」として成立し、また、慢性疾患の患者個人の責任に任せる以外の新たな看護の方策を提示できるのではないだろうか。それは、半自動的にサイクルが回っていくことでもあ

[14] トヨタ財団研究助成プログラム D17-R-0563『慢性の病い経験を捉える新しい概念生成に関する現象学的研究 —— 治癒や管理とは異なる視座の開拓』代表：坂井志織

り、患者は意識的に日々を自己管理する苦痛を軽減できるだろう。これを〝新たなシステムをつくる看護〟と名付けてみよう。おそらく、看護師たちは療養上の注意点や工夫が、患者の生活に馴染むように様々な工夫を既に実践しているだろう。しかしその実践に、理論の裏付けを伴う言葉が与えられることで、確かなケアとして新しく発展していくことが期待される。

〔坂井志織〕

3-2 適応モデル

――シスター・カリスタ・ロイ

■適応を促進する

ドロシー・ジョンソンの流れを汲む理論家が、**シスター・カリスタ・ロイ**[1]（Sister Callista Roy）である。ロイは一九六四年UCLAの大学院生時代にジョンソンに師事し、**The Roy Adaptation Model**[2]を開発した理論家である。八〇歳を過ぎた現在でも理論を発展的に検討し続けており、複数回の改訂を行っている。近年は哲学的視点として、**宇宙的統一**（cosmic unity）[3]という概念を提示し、人間と地球は共通のパターンを有し、互いに統合的な関係にあるということも述べており、思索がより拡がっていることがうかがえる。

ロイの看護理論と言えば「**適応**」が中心概念であるが、これは彼女の小児看護の経験から生まれてきたものである[4]。看護とは何かを考え続けていたロイは、子どもの回復力・適応力を目の当たりにし、患者が適応するのを促進するのが看護だという答えを見つけた。日常の実践の中に、理論開発のシーズ（種）が潜在していることを改めて実感させられる。

[1] シスター・カリスタ・ロイ（1939-）

[2] ロイ適応モデルの科学的基盤は、ジョンソンと同じくベルタランフィの一般システム理論（1968）とヘルソンの適応レベル理論（1964）である。哲学的前提は、ヒューマニズムとヴェリティヴィティ（veritivity: 人間存在の有意味性というロイの造語）である。Roy, S. C. 2008 *The Roy adaptation model* (3rd ed.). London: Pearson.（ロイ／松木光子（監訳）2010『ザ・ロイ適応看護モデル（第2版）』医学書院）

[3] ロイの宇宙は全人類、森羅万象を説明しており、その彼方に特定の宗教に拠らないすべてに共通な創造主を捉えている。これも、カトリックの信仰と共に生きてきたロイの背景を映し出す思想だと言える。（筒井真優美（編）2015『看護理論家の業績と理論評価』医学書院所収、津波古澄子「第20章シスター・カリスタ・ロイ」pp.299-328）

このように変化する環境に適応する、**ホリスティックな人間の能力**（resiliency）に焦点をあてた、ロイ適応モデルの主要概念は次の三点に整理される。

1．対処過程：環境の変化に対する反応で、先天的なものとして「調節器サブシステム」があり、これは神経系や化学物質の働き、内分泌系の働きを指す。後天的なものとして、「認知器サブシステム」があり、知覚と情報処理、学習、判断、感情の四つの認知情動チャンネルをいう。

2．適応様式：人間の適応反応を見るために、ロイは行動に着目し四つの適応様式で査定していくことを提示し、看護過程を展開する際の指針としてモデルに組み込んでいる。

(1)生理的様式：人間が環境からの刺激に対して生理的統合を保つためにどのように反応するかに関連したもの。五つの基本的なニードと四つの複合的過程を合わせた九つの構成要素からなる。[5]

(2)自己概念様式：刺激に対して人間が精神的統合性を維持するためにどのように反応するかに関連したもの。身体的自己と人格的自己という、二つの構成要素からなる。[6] ロイは、身体的な自己についてアセスメントすることは、適応を促進するうえで最も重要だとしている。

(3)役割機能的様式：その人が社会の中でどのような役割をもち、それによって生活

[4] ＵＣＬＡの小児看護のゼミでインディアン居住地に行き、例えば下痢で脱水症状を起こしていた子どもが、水分摂取によりあっという間に元気になっていったり、子どもが環境の変化に柔軟に対応する様子を見たりなど、臨床的な経験をしていた。

[5] 基本的ニード：酸素化・栄養・排泄・活動と休息・防衛、複合的過程：感覚・水、電解質、酸塩基平衡・神経機能・内分泌

[6] 身体的自己：身体感覚・ボディイメージ、人格的自己：自己一貫性・自己理想・道徳的、倫理的、霊的自己

[7] 一次的役割：年齢・性別・発達段階によって決定される役割、二次的役割：発達段階と一次的役割に伴う課題を達成するための役割、三次的役割：一時的で自由に選択できる役割

がどのように影響されているかに関連したもの。個人が社会で取る役割として一次的、二次的、三次的に分類している。[7]

(4)相互依存様式：人間が重要他者や周囲の人々とどのような関係にあるのかに関連したもの。愛情や尊敬や価値を対人関係のなかで与えたり与えられたりする相互作用に焦点があたっている。

3. **適応レベル**：生命・生活過程の状況を三つのレベルで説明

(1)統合：人間としてのニードを満たすために生命・生活過程の構造と機能が全体として働くこと

(2)代償：統合に向かって認知器と調節器の働きが活性化すること

(3)障害：統合の過程と代償の過程が不十分であると適応に問題が生じること

ロイ適応モデルは図1のように示され、人間を、変化を続ける環境と常に相互作用する開放系の適応システムであるとする。[8] 開放システムとしての人間は、外部の環境から生じる外的「入力」と、その人自身から生じる内的「入力」からの刺激を、インプットとして認識する。アウトプットは行動であり、刺激（インプット）に対する反応が行動（アウトプット）だとされている。「対処過程」は適

[8] システムとは四つの要素で構成される。目的を果たすために外部から入ってくるインプット、目的を達成して外部に出ていくアウトプット、目的を果たすための処理過程であるコントロール、最後に差異を見出し自動的にその差を修正する機能であるフィードバックからなる。

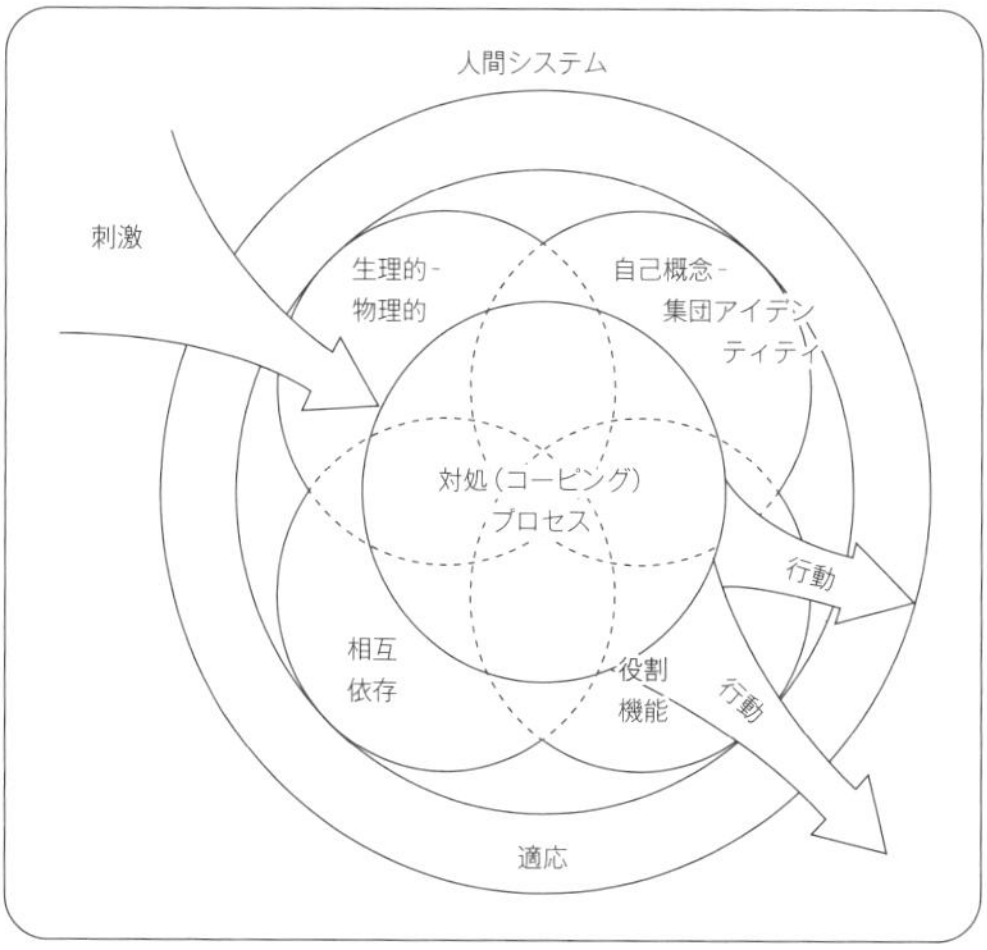

図1　人間の適応モデル（ロイ, 2010, p.57より）

応システムのコントロールを担っており、そこには「調節器サブシステム」・「認知器サブシステム」がある。行動が新たな刺激となりインプットに戻る過程がフィードバックとなる。

看護過程を学んでいる看護者にとっては、ロイ適応モデルは理解されやすく、実践でも多方面で用いられている。系統立てて理論展開されているため、看護の視点として理解されやすいだろう。

■適応を進める同病者の存在

回復期リハビリテーション病院は、後遺症のある身体でどのように社会に適応し、人生を営んでいくのかが日々問われる場である。保健師として働いていた五〇歳代の女性・池田さん（仮名）は、脳卒中で倒れ救急搬送され、数週間の治療の後、社会復帰を目指しリハビリテーション病院に転院した。池田さんは左半身に運動麻痺があり、約半年になるリハビリを経て装具を用いて歩けるようになっていた。言語機能障害もあり言葉が出にくいが、ゆっくり短い文をつなぐように話せるまで回復していた。

入院当初池田さんは今よりも症状が重い状態だったにもかかわらず「早く家に帰りたい」「すぐに職場復帰したい」という思いが非常に強く、なぜ退院できないんだろうとも思っていたという。そのなかで、日々リハビリに取り組み、厳しい訓練でも

「リハビリがつらいと思ったことは一度もない」と笑顔で話していた。倒れる前の池田さんは、長年勤めた部署でようやく昇進できたところで、これから色々やりたいことがあったのだという。もどかしい思いを抱えながら入院生活を送るなかで、次第に他の女性患者と親しくなり、日々女子会と称して色々話をするようになった。女子会は、皆が集まって各々自分の話をするおしゃべり会のようであり、病気の情報共有やリハビリの助言がなされることはほとんどなかった。他者から情報を得るという方向性での利益はなく、一見すると有用性のない集いのようにも見える。

他方で、池田さんは女子会という場で他の患者と日々話すなかで、自分の身体の状況に気づいたという。「自分は足に装具をつけてやっと歩いていて、他の人は自分よりすたすた歩いているけどまだ退院ができないから、自分はもっと時間がかかると思う」、「私はまだ上手におしゃべりできないから、仕事に戻るにはもっと訓練が必要だよね」。この女子会を経て、池田さんは退院や社会復帰を願い焦っていた気持ちから、きちんとリハビリをしなければいけないと思うようになった。同時に、医療者である自分が患者という立場を経験し学んだことを、仕事に役立てたいと考えるようになった。そして、回復期リハビリテーション病棟で半年間入院加療したのち、自宅ではなく職業訓練を目的としたリハビリテーション施設に転院した。

池田さんの経過をロイ適応モデルで考えると、脳卒中が「入力」された刺激である。その「対処過程」として「調節器サブシステム」では神経の損傷が生じ、運動麻痺と言語機能障害として現れていた。「認知器サブシステム」では思うように動けない、話せないという「知覚」のもと、脳卒中の後遺症だという「判断」がなされ、職場で昇進したばかりでやりたいこともあったのにどうしよう、早く社会復帰したいという「感情」があった。この段階での池田さんは、三つの適応レベルのうち統合の一歩手前、対処過程が活性化している「代償」の状態であったことがわかる。

ここで興味深いのは池田さんの「自己概念様式」、なかでも「身体的自己」の認識の更新のされ方である。池田さんは当初自分の身体について、退院できる状態ではないという認識がなかった。ところが、訓練や医療者との関わりではなく、同病他者との交流の中で再帰的に、つまり他者の身体を通して自己の身体についての認識が更新されていった。また病気の経験により、池田さんはもう一度職場復帰して、この経験を役立てたいという病いをも含みこんだ新たな「自己理想」を抱くようになっていた。そのため、厳しいリハビリ訓練にも肯定的な反応を示し、次の目標を自ら定め、その達成のための努力を行動としてとり続けていた。これは「代償」であった適応レベルから、一歩すすみ「統合」に向かいつつある変化として見て取れるのではないだろうか。

■適応を保留するという視点

患者が適応するのを促進することが看護であるというロイ適応モデル。上記の池田さんの例のように、疾患を負った個人に用いられることが多く、疾患の範囲や対象年齢も選ばず汎用性が高い。ロイ適応モデルは集団についても適用が可能であるとされているが、例えば災害後の状況はどうだろうか。

二〇一一年の東日本大震災は記憶に新しい。さかのぼれば、阪神淡路大震災、雲仙普賢岳の噴火など自然災害から逃れることのできない地に、我々は住んでいる。では、東日本大震災のような地域全体が壊滅的な被害を受け、人々も大事な人を大勢亡くし、人生を根底から覆してしまうような状況に置かれたとき、適応は可能なのだろうか。ロイ適応モデルを考えてみると、ある一定の安定のもとでの適応ということが議論されているように思える。

ありとあらゆる適応様式が困難な場合や、目的が容易に定められない状況にあるとき、そして数年〜十数年といった非常に長い年月がかかるときや、初めての状況が重なり見通しが立たない状況に置かれたときに、私たち医療者は個人や集団に適応をどのように促すことができるのだろうか。私は二〇一一年の夏、被災地の看護専門学校に支援教員として赴いたことがある。その際、病院実習で出会った高齢のがん患者が「もう津波で何もかも流されて、自分もがんになって、頑張ってもしょうがないから、もういいんだ」と疲れ果てた様子で語っていた。私も看護学生も、安易に励ますこともできず、かける言葉が見つからなかった。病棟看護師も、「あんなふうに言う患者さんが最近多いんです」と困った様子であった。

ロイ適応モデルで考えると、システムとしての人間（ここでは患者）に、刺激として地震・津波・生活基盤の破壊・東北全体の被害、そしてがんという診断など、生涯に一度あるかないかの大きな刺激が複数同時に入力されたことがわかる。自然災害というあまりに大きな出来事を前にして、無力感に襲われているとも言えるだろう。四つの適応様式のなかでも、役割機能的様式・自己概念様式が根本的にダメージを受けている。いわば、適応システムが処理能力をはるかに超える刺激によって、停止している状態である。ロイの適応モデルでは、どのような状態の患者に対しても、変化した環境に患者が適応できるように支援することがなされるだろう。

筆者はこのような未曾有の災害においては、「適応を目指しすぎないこと」も、個を守るという観点から意義があると考える。〝変化する環境〟の変化が大きすぎる場合、それはもはや適応の対象ではないのかもしれない。平時であれば、肯定的な反応である適応が目指されるが、そうではない場合、適応がかなう環境と言えるのかどうかの判断も看護師に求められるところだろう。その上で、冬眠のように一時的に適応を保留することも、新たな看護の一つのあり方として検討されてもよいだろう。

先のような災害時の場面は、中範囲理論であるロイ適応モデルで扱うには大きなテーマなのかもしれないが、他方で、「変化する環境に適応するホリスティックな人間の能力（resiliency）」[9]を唱えるロイの理論であるからこそ、踏みとどまって考えてみる価値があるようにも思う。一九七〇年代から約半世紀以上もの間、推敲発展し続け

［9］津波古澄子 2015「シスター・カリスタ・ロイ」筒井真優美（編）『看護理論家の業績と理論評価』医学書院 p.301

てきたロイ適応モデル。二十一世紀に入り、社会情勢は大きく変わり、自然災害だけではなくテロや紛争が絶えない地域もあり、地域全体が破壊されてしまう事象が続いている。宇宙的統一（cosmic unity）という大きな概念に到達しているロイ適応モデルは、この事象にいかなる道標を示してくれるだろうか。拙速に答えはでないかもしれないが、次世代に課せられた宿題として、我々も考えつづける必要があるだろう。

〔坂井志織〕

3-3 全人的アプローチとしてのシステムモデル
――ベティ・ニューマン

[1] ベティ・ニューマン（1924-）

[2] 一九八九年第2版、一九九五年第3版、二〇〇二年第4版、二〇一一年第5版。日本で訳出されているのは、第3版の第15章だけである。原書は7部構成50章の大書であるという。邦訳に野口多恵子・河野庸二・塚原正人（監訳）1999『ベティ・ニューマン看護論』医学書院がある。

[3] ベルタランフィ（Bertalanffy）：一般システム理論を提唱した生物学者、セリエ（Selye）：ストレス学説を提唱した内分泌学者、カプラン（Caplan）：予防精神医学の立場から危機介入理論を唱えた精神科医、ミラー（Miller）：精神分析学者、ダン（Dunn）：ウエルネスを提唱したアメリカの医師、以上の多くの理論をとりいれている。

[4] ニューマンは病棟看護師・師長・学校看護師・産業看護師の職歴だけではなく、結婚および家族カウンセラー・不動産取り扱い免許・個人パイロット免許を取得しており、幅広い職業経験がある。

■ストレスへの抵抗性を高める看護

システム理論から看護理論を展開した三人目は、ベティ・ニューマン[1]（Betty Neuman）である。一九八二年に『*The Neuman System Model: Application to Nursing Education and Practice*』の初版が出版され、その後第五版まで改訂[2]がなされ発展し続けている理論である。ニューマンのシステム理論は、ジョンソンやロイと同じく、多方面の理論[3]を組み入れている。ニューマンの理論は、部分は全体の一部であり、部分同士、また部分と全体の相互作用を本質とする全体論的なシステムの考え方を発展させたと言われており、その根底には「**人間はお互い助け合って生きる**」という人生哲学と、多様な場での看護経験・社会経験[4]がある。

ニューマンシステム理論の中心は、ストレスとストレスに対する反応である。そのため、看護の役割はストレスへの抵抗性を強め、ストレスの侵入を防ぐための支援を考え、システムの安定性を維持し、最良の健康状態を保てることだと定義されている。ここでニューマンが考えているシステムとは、ホメオスタシスなど生物学的な反

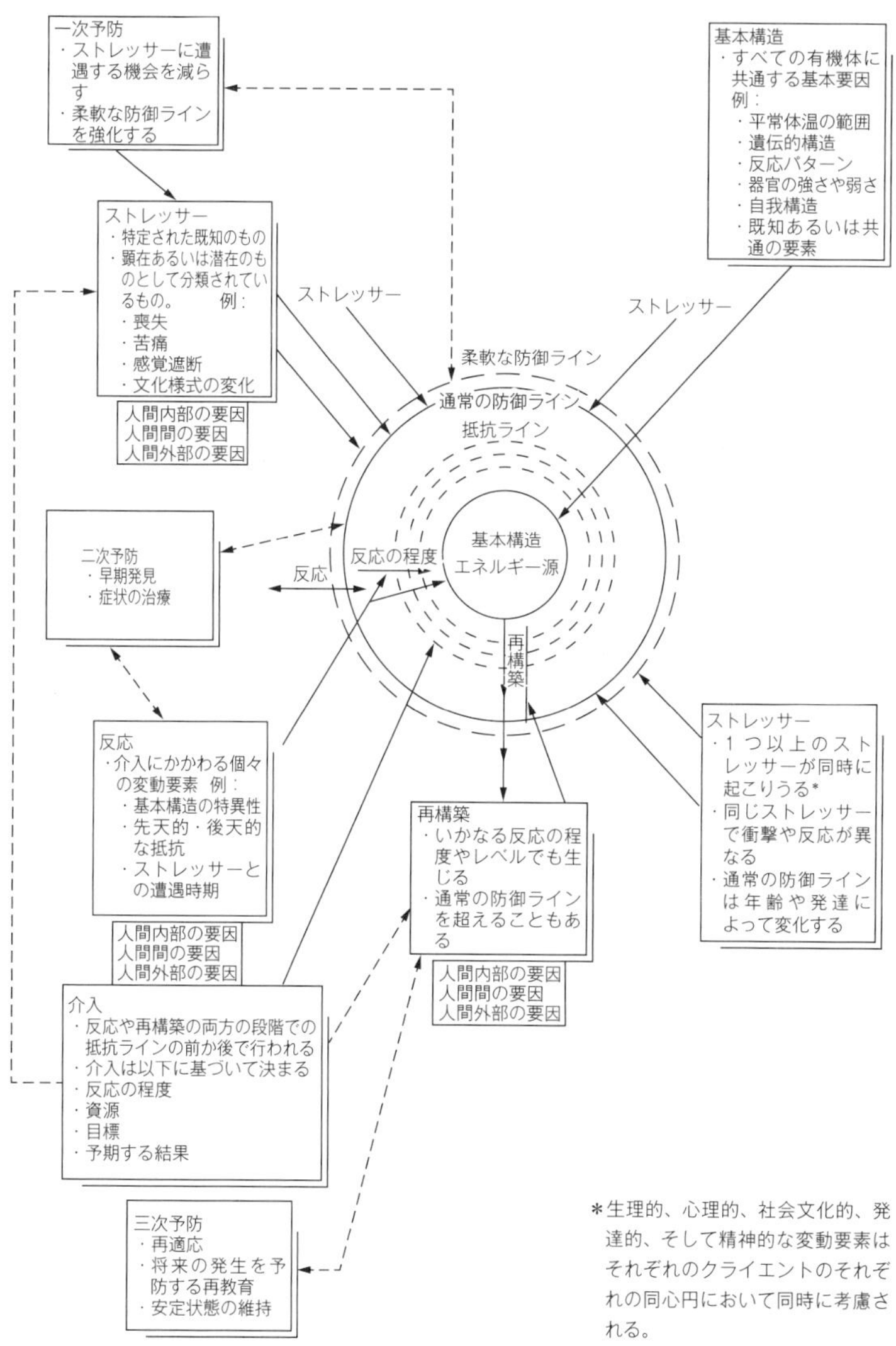

図1　ニューマン・システムモデル（ニューマン, 1999, p. 23より）
© 1970 Betty Neuman.

応を示す人間というだけではない。個人（クライエント）はもちろん、家族や集団、地域社会を含む「**クライエント／クライエントシステム**」という見方をする。人間という複雑な存在を捉える上で、人が常に変化しているダイナミックな複合体であり、環境との相互作用における**開放システム**[5]だと捉えるニューマンのスタンスは複雑化する現代を予見していたようである。また、大小どんな集団でもクライエントとして捉えることができ、理論の適用範囲が広がるのも強みである。

ニューマンシステム理論は図1のように示されており、中心にある基本構造は五つの要因（①生理的②心理的③発達的④社会文化的⑤霊的、精神的）からなり、ストレスに対してこれらが互いに相互作用を働かせながらシステムの安定を保っていると考える。ストレスに対抗する三重のラインが基本構造を取り巻いており[6]、その働きによりシステムの安定性を保っている。また、「ストレス反応」の程度により、ストレッサーに遭遇する機会を減らす**一次予防**、早期発見や症状の治療を行う**二次予防**、再適応や将来の発生を予防する再教育を行う**三次予防**[7]のどの部分に介入するか決め実践していく。

健康（health）を捉える視点も先のジョンソン、ロイらとは異なる。健康は、**健康状態**（wellness）と**不健康状態**（illness）の連続体であるとし、時計でいう六時〜十二時の半円モデルとして図示している（図2）。十二時がウエルネス（健康状態）であり、正反対の六時はイルネス（不健康状態）が修復できない死としている。ここでの

[5] インプットとプロセス、アウトプット、フィードバックという連続的な流れがあるシステムを、開放システムとしており、生物は本質的に生きている限り平衡ではなく、定常状態でしかない開放システムというあり方をしている。ここでは、環境に対して開放されており、環境との相互作用において安定性と統合性を維持したシステムを指している。因みに、閉鎖システムは環境から孤立していると考えられるシステムであり、熱力学などがその代表である。

[6] 外から順に、柔軟な防御ライン（flexible line of defense）、通常の防御ライン（normal line of defense）、抵抗のライン（line of resistance）となっている。

[7] 一次予防：ストレッサーに対する反応が起こる前、二次予防：ストレッサーに対する反応に続いて起こる症状の治療、三次予防：治療に続いて最高のウエルネスの維持

ウエルネスは、クライエントシステムの各部分が調和しており、システムの要求に対応できている状態とされ、他方イルネスは、システムの各部分の不調和で、対処されていないニードが存在する状態だと定義されている。また妨害因子としてストレッサーが図示されているが、ストレッサー自体は中立であり、否定的だと知覚されるストレッサーの結果が「**ストレス**」、肯定的だと知覚されるストレスの結果が「**ユーストレス**」とされる。

■ストレスをプラスに転換する関わり

看護学の臨地実習では、学生は様々な患者を受け持つ。その中で、興味深いのは同じ疾患、同じ術式、同じ入院期間であっても、術後の様子が大きく異なるということだ。学生が実習期間中に二名の患者を受け持つと、一人目の患者と二人目の患者では反応が全く違うことに驚き戸惑うことも多い。

例えば、消化器外科病棟には、胆石症のため腹腔鏡下胆囊摘出術を受ける患者が多く入院してくる。腹腔鏡下胆囊摘出術は、腹部に内視鏡を入れるための小さな穴を複数あけ術操作をし、胆囊を取り出してくるものである。手術時間も開腹術と比べて短く、痛みも少ないと言われている。七〇歳代の女性太田さん（仮名）も、この手術を受けた方だった。学生が受け持ちになったのは手術前日だった。太田さんは術前の処置がすべて終わっており、大部屋の自分のベッドに座っていた。表情も沈ん

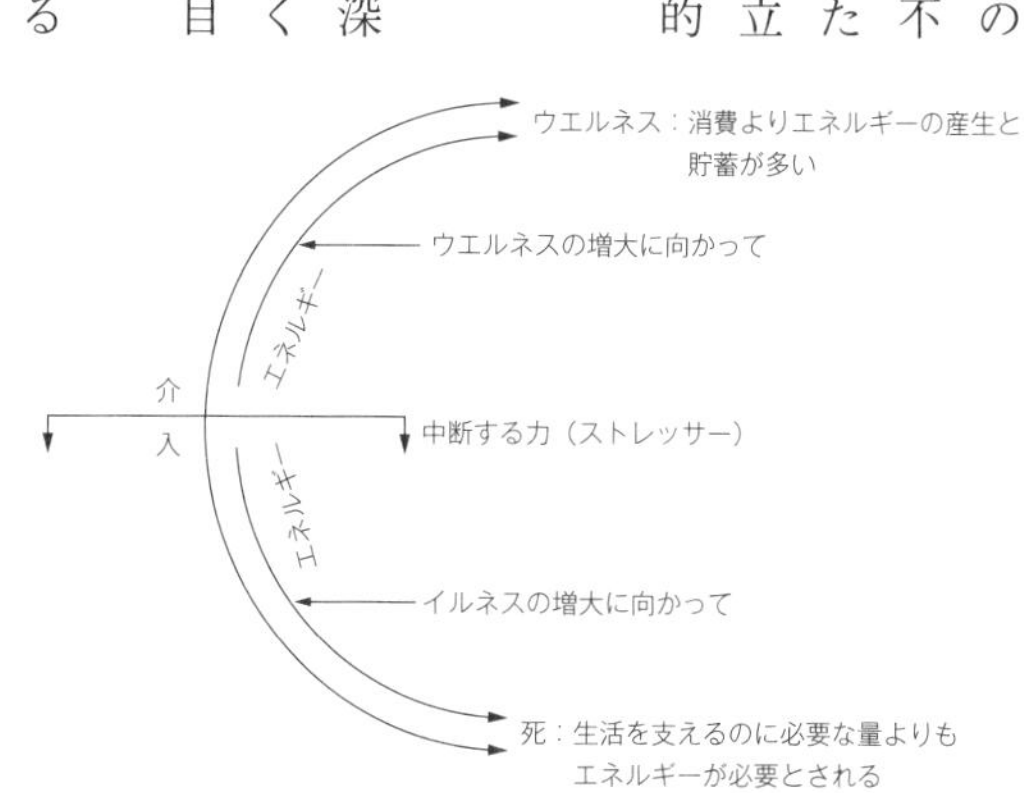

図２　ウエルネスとイルネスの連続体についてのニューマン・システムモデルのパラダイム（ニューマン, 1999より）

でおり、声も消え入りそうだった。翌日、太田さんの手術の順番が来て、朝から来ていた息子さんと共に一緒に手術室に向かった。太田さんも息子さんも無言で硬い表情だった。手術は無事終わり、病室に戻ってきた太田さんはぐったりしていた。術後最も重要な看護の一つに、早期離床がある。全身状態が落ち着いている場合は、合併症予防のため、術後数時間後から座位になったり、少し歩くなどの早期離床が促される。

まずは、ベッドの頭側を挙げていき座位に近づけるところが第一歩になる。学生は早期離床の目的を丁寧に説明して太田さんを促すが、「痛いから無理」と断られた。翌日になっても状況は変わらなかった。通常、腹腔鏡下の手術であれば翌日にはもう歩いてトイレに行き、病棟内を歩くなど離床が進むことが目標とされ、多くの患者は恐る恐る動き出していく。しかし、太田さんは「もともと膝が痛いから歩けない」と言い、トイレにすら行くのがやっとの様子で、ベッドに戻ると大きなため息をつき、「こんなことになるなら、手術なんかしなければよかった」と否定的な発言を繰り返していた。息子さんも仕事の合間に面会に来るが、「もっと頑張らなきゃだめだ！こんなんじゃ、家に帰れないぞ」と叱責するばかりで、太田さんはますます落ち込んでいった。

太田さんにどんな声掛けをしても、主体的に動く様子はなく、どうしたらいいのかと学生も困り果てていた。そこで学生と共に太田さんの離床が進まない理由を考えてみた。年齢や膝の事もあるが、一番は気持ちの問題で、何かをできるという自信が持てないのではないかとアセスメントし、学生と共に「小さなできたこと」を見つけ、「共に喜ぶ・肯定する」ことを普段の関わりに取り入れることにした。学生は、太田さんが座位で過ごす時間が長くなったことや、歩く時の足取りがしっかりしてきたことを言葉にして伝えていった。すると、トイレに行くのもやっとだった太田さんが、病棟を一周歩けるようになり、数日後には声をかけなくても自主的に病棟内を歩行し、笑顔で学生に報告する姿が見られるようになった。息子さんにも、「できていることを褒めて温かく見守ってくださいね」と声をかけると、息子さんも「わかりました」と言い、当初の予定通り一週間で自宅退院となった。

手術を受けることは、人生における最も大きなストレスの一つである。手術を受けないと疾患が進行したり、症状を抱えたまま生活しなければならない。太田さんにとっても苦渋の決断だったと言える。太田さんには『一次予防』として、まずは胆石症にならないようにこれまで食事指導などがなされていたと思われる。だが生活習慣を変えることは容易ではなく、疾患を予防することには繋げられなかったのだろう。

では、術後に見られた離床が進まないという『ストレス反応』は、五つの要因がどのようにバランスを崩していたのだろうか。大きなものとしては、『①生理的要因』で高齢であることと、術前から膝が悪いことがあり、『②心理的要因』として息子に否定されることが多く自分に自信がない・ネガティブに考えがちであることがあげられる。アセスメントでは太田さんには、特に『②心理的要因』の影響が大きいと考え、『二次予防』として離床を進める際に、肯定的な声掛けを意識的に実施した。それが功を奏し、太田さんの離床は順調に進んでいった。退院に向けても、食事指導やこれを契機に運動習慣をつけ、膝に負担をかけないような生活にする『三次予防』も実施した。

手術というストレッサーにさらされた太田さんは、いったんは否定的な知覚である『ストレス』を経験していたが、できる自分という自信を取り戻したことで、結果的に肯定的な知覚である『ユーストレス』になった入院経験だったと言える。さらに、『健康』という点についても、腹痛の原因であった胆嚢が取り除かれたことだけではなく、生活習慣を見直し、家族関係を考えるきっかけにもなったことは、太田さんの状態が「イルネス」から「ウエルネス」に向かう流れにのることになったと言えるだろう。

■非平衡系の視点から考えるシステムとは

ニューマンと聞くと、日本ではマーガレット・ニューマン[8]を連想することが多く、ベティ・ニューマンの理論についてはあまり広く知られていない。その理由はなぜか。今回、理論に触れて実感したのは、抽象的な概念が多く難しいことと、モデル図の複雑さにより理論が理解しづらいことだった。

[8] Margaret A. Newman（1933-2018）アメリカの看護理論家。主著として、*Theory development in nursing* 邦題『看護における理論構築』（1979）、*Health as expanding consciousness* 邦題『拡張する意識としての健康』（1986）がある。

[9] 一九四五年にL・フォン・ベルタランフィによって提唱された理論である。一般システム理論は、無生物・生物・社会現象のいずれをも貫く一般原理の同型性の根拠を究明し、それを定式化した科学の分野である。邦訳として長野敬・太田邦昌（訳）1973『一般システム理論』みすず書房がある。

[10] 一九六四年にG・カプランによって提唱された、精神保健分野における予防モデルである。一次予防は発生予防、二次予防は重篤化予防、三次予防は再発予防である。*Principles of preventive psychiatry*（1964）の邦訳として山本和郎（訳）1968『地域精神衛生の理論と実際』医学書院がある。

そして、何より困難さを感じたのが、システマティックに人間が図示され描かれていることだった。ニューマンシステム理論は、一般システム理論[9]と、予防モデル[10]を基盤として提示された概念であるが、二つの防御ラインと一つの抵抗ラインが基本構造を取り囲むように、本当に我々には備わっているのだろうかという疑問がある。そして見えないもの（経験されていないこと）を図式化したことにより、実践との乖離が生じているように思える。また、一般システム理論と予防モデルは成立から約五〇年経過しようとしており、一九八〇年代からは、カタストロフィー理論[11]やプリゴジンの散逸構造論[12]などへと科学の世界観が変化している。いわば、捉えようとする対象なり現象が常に安定しており「変わらない」という前提から、「変わっていく」ことが前提だという見方になっている。生きている人間を対象とする看護においては、後者の方がより実践場面に即しているのではないだろうか。先の胆石症の太田さんのように、手術をするということは心身ともに何重にもわたる変化を経験することであり、物理的身体としても元には戻らない。システムの安定を目指す平衡系は静止した状態であると言われ、図1のように図示することができるが、常に変化することを前提にした非平衡系の視点に立つと、もはや人間を静止したシステムとして単純化し、図示して捉えることが難しいのかもしれない。平衡系の理論を基盤にした看護理論では、人間のバランスという安定を目指した方向へと介入が向かうが、非平衡系へと流れが変わっている現代において、どのように理論を用いるのか、その前提から考えなければ

[11]　R・トムによると、力学系が構造不安定になるような、その力学系に含まれるパラメータ空間の集合をカタストロフィーとよび、そのコントロール空間が四次元の場合には、カタストロフィーの種類は基本的な7種の型に分類される。多くの自然現象の起こりうる形を定性的に議論するのに用いられる（『物理学辞典（3訂版）』培風館 pp. 386–387）。詳細は、R・トム／彌永昌吉・宇敷重広（訳）1980『構造安定性と形態形成』岩波書店を参照されたい。

[12]　散逸構造とは、熱平衡から遠くへだたった開放系においては、熱平衡では見られないような巨視的構造が出現することであり、I・プリゴジンが名付けたものである。宇宙や生物を含めて、自然現象の多様性を理解するうえで散逸構造は重要な意味を持っている（『物理学辞典（3訂版）』培風館 p.834）。詳細はG・ニコリス、I・プリゴジン／小畠陽之助・相沢洋二（訳）1980『散逸構造——自己秩序形成の物理学的基礎』岩波書店を参照されたい。

ばいけない時代になっているだろう。看護理論も時代に応じた変遷を遂げることが求められている。

〔坂井志織〕

4章　相互関係としてある

4-1

精神力動的看護

——ヒルデガード・ペプロウ

■患者と看護師の人間関係のプロセスによる看護

ペプロウ[1]（Hildegard E. Peplau）のバックグラウンドは心理学であり、精神看護学の実践から生み出された彼女の看護理論は、特に人間関係がどのように変化するかを明確に捉えて看護を記述している。ペプロウは、看護を「病気になっているか、保健サービスを必要としている個人と、援助の必要性を認識し、それに対応するように特に教育された看護師との間の人間関係[2]」や、「人間関係のプロセスである」などと定義づけている[3]。

その人間関係のプロセスを入院から退院までの間で示したのが図1である。

ここでは、看護師と患者関係を四つの段階で示した[5]。

1．方向付けの段階（orientation）

患者と看護師が出会う時期であり、お互いが緊張状態にある。患者は切実な健康に関するニードを持っており、健康問題を解決し始める段階である。

[1] ヒルデガード・E・ペプロウ（1909-1999）

[2] Peplau, H. E. 1952 *Interpersonal relations in nursing: A conceptual frame of reference for psychodynamic nursing*. New York: Putnam's Sons. 1973『ペプロウ人間関係の看護論』（ペプロウ／稲田八重子ほか（訳）医学書院）本文部分はPeplau 1991より著者訳

[3] Peplau 1952 前掲［2］

[4] ペプロウ 1973 前掲［2］

[5] 1.～4.は、Peplau 1991より著者訳。

2. **同一化の段階**（identification）

患者が自分の健康ニードの要求に応えてくれる信頼できる看護師を選んで反応する時期である。患者自身が自分の健康問題に興味を示し、看護師と共に解決しようとする準備段階である。

3. **開拓利用の段階**（exploitation）

患者が自分に提供される健康サービスを十分に活用する段階である。自分の健康問題を看護師とともに整理し、よりよい問題解決の方向を目指す。

4. **問題解決の段階**（resolution）

患者の健康問題が解決され自立する力をつけていく段階である。病気が完全に治るのではなく、病気と共に生きることができる患者の成熟さが獲得できる段階である。

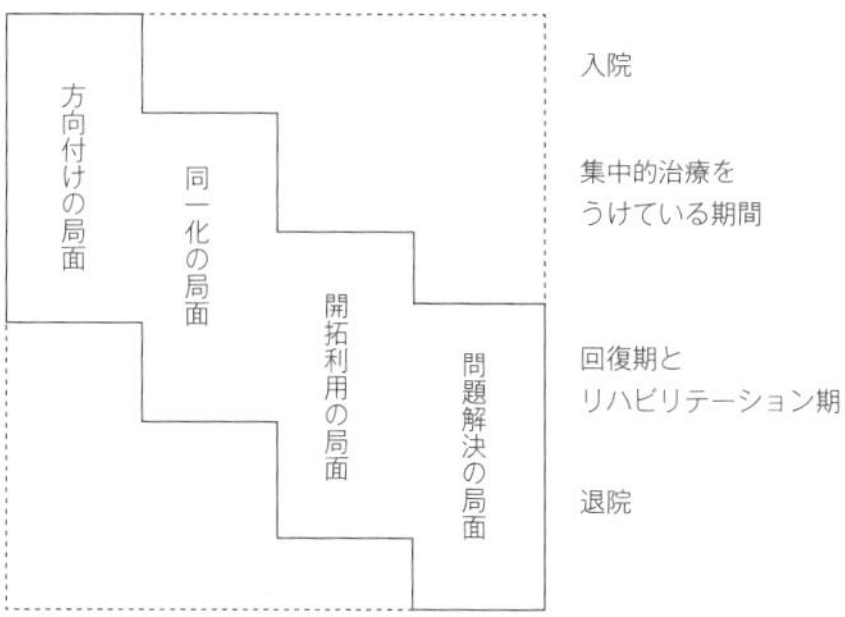

図1　入院患者と看護師の人間関係段階プロセス
（ペプロウ, 1973[4]）

これらの各段階の中で、看護師の役割は表1のように多岐にわたる。最初は全くの他人で、患者にとって看護師が何者かわからない段階（未知の人）から始まる。そして、時間が経過するとともに専門的知識をもった情報提供者としての役割や、時には母親のようにすべてを受け入れたりする代理人であったり、様々な役割を重複して担う者としている。また、ペプロウは精神看護の実践知から、この人間関係に関する理論を構築したため、看護師の役割は、急性期疾患から慢性期疾患においてもあてはまる内容になっている。ペプロウにおいて看護のゴールは、病気の完治ではなく、病気も含めてうまく生きていくことであり、それを患者が認識しつつ、自立していける力を持つことである。

ペプロウは、看護師が自分の役割を自覚することは、患者と看護師の相互関係を考えるときの患者の「状況」を見分けるのに役立つとしている[6]。看護師は、時に指導者だったり、友達のような役割だったり、相談者のような場合もあるが、それは**患者の「状況」**によって変わるということだ。さらに、看護師がケアの最中に何気なく取っている行動が、患者に必要な看護である場合もある。しかし、患者の状況によっては、看護師の自覚していない行動が患者にとって有益かどうかは判断を要する。

ペプロウの看護理論で重要な点は、看護師の行動によって、看護師の患者への役割が変化することだけでなく、それが患者によってもたらされるものでもあるという点である。さらに、看護師のパーソナリティにも焦点があてられており、看護師は患者にとって未知の人であるところから始まって、プロフェッショナルとして患者に関わり、患者が自立できる道を自ら示すことができるように、看護師も成長していくということである。

[6] Peplau 1952 前掲 [2]

表1　ペプロウの理論による看護師―患者との関係における看護師の役割
（Peplau, 1991より著者作成）

看護師の役割	内　容
未知の人	偏見がなく、礼儀をもって、対人関係を築く初めの段階。
情報提供者	看護計画をたて、患者の症状の改善に向けた専門的な情報提供を目的とした関わり。
教育者	患者が知りたいと思っている専門的知識を伝えて、患者の行動変容を促す。
代理人	患者にとって必要な誰か（母親、兄弟、友人など）の代わりになる。
リーダー	患者や患者を取り巻く地域などに対しリーダーシップを発揮する。
カウンセラー	患者自身が今自分に何が起こっているかを自己認識できるように指示的に関わり、その患者の体験をこれからの生き方と統合できるようにする。

■実習学生から学ぶ本当に「寄り添う」看護とは

ペプロウの看護師と患者の人間関係の変容によって実践される看護を考える中で、看護師がよく口にする「患者に寄り添う」というフレーズがある。患者に寄り添ってこそ、看護師であり、それこそが看護師の専売特許であると信じて疑わない。この「寄り添う」過程で、看護師は患者との人間関係を構築し、お互いに影響し合いながら成長していくという理論がペプロウの**看護師‐患者間の人間関係理論**である。

この「寄り添う」ということを、表面的にしか捉えられない学生などは、実習での患者との関係性に悩む。著者が学生の老年看護学の実習に従事する際には、最初に学生の実習に対する意気込みを聞く。老年看護学は、高齢化率が上昇するのに反比例するかのように人気がない。それに加え、学生は高齢者にあまり接したことがないため、高齢者に対して漠然とした恐怖や、何を話せばよいかの不安が付きまとう。

実習を行う学生に、患者に寄り添うとはどういうことかと問うと、「ベッドサイドに行くことです」という答えが返ってくる。それは当然なのだが、寄り添うということを、物理的にいつもそばにいるということと勘違いしている。病気を抱えた高齢者がどんなことで悩み、苦しんでいるかということがわからず、傍にいても、ただ本当にその場にいるだけなので、患者からも「この人は一体何しに来たのか」と思われることもしばしばある。これはペプロウで言うところの、出会いの場面の「未知の人」

からお互いに全く役割が変化しないため、問題解決の段階まで進まない。そのため学生の看護は、人間関係と同様に全く進展することがないままである。

その他にも、単にお話をするだけの存在に終わっている場合もある。もともと話好きの高齢者は、入院生活の退屈さから学生の実習の受け持ち患者になることに前向きな人が多い。そのような中で、日々患者との楽しいおしゃべりを重ね、好きな芸能人なども共有したり、まるで友人か孫のように関わることも多い。患者の受けが良いため、ある看護学生は自分が受け入れられていると思い、自分はすっかり患者と信頼関係が構築できたと考えていた。しかし、ある日、いつものようにベッドサイドに行くと、患者の様子が異なっていた。何か苦しそうにしていたので、声をかけると「看護師さん呼んできて！」と強い口調で言われ、「え？」と学生は思ってしまった。その後、学生はナースステーションで泣いていた。

患者の反応は当然である。学生は看護師ではないのだから、患者が「看護師」を呼んだことは正しい。しかし、学生がなぜ泣いていたのかを後日面談をし、一緒に振返ってみた。確かに、自分（学生）を振り払うかのように看護師を呼ばれたことはショックであったが、自分が「患者との信頼関係ができていると思っていたことが、実は違っていた」ということに気づいたため泣いてしまったのだという。学生は患者とよく話をしてコミュニケーションはとれていた。しかし、そこに看護師として関わった実感はなく、単なる話し相手でしかなかったのに信頼関係ができていたと勘違いしていたことが恥ずかしいということだった。

しかし、学生はこの恥ずかしい出来事から脱却するために、看護師として何ができるかということを必死に考え、患者の日々のバイタルサインの測定からフィジカルアセスメントまで綿密にシミュレーションし、ベッドサイドに行く時も根拠を持っていくようになった。トイレ介助や入浴介助などの日常生活動作も丁寧に実施するようになった。

徐々に患者も、実は今飲んでいる薬が多すぎることを心配して学生に相談するようになった。退院した後に全部自分で管理できるかわからないという患者の不安も新たに共有できた。まさに、ペプロウの看護師と患者関係「②同一化の段階」から「③開拓利用の段階」に進んだと考えられる。その後学生は、受け持ち看護師を通してソーシャルワーカーに相談し、退院後の介護サービスなどの社会資源の利用予定について情報収集した。同時に看護師と相談しながら、胃腸薬など明確な症状が見られないのに処方されている薬剤についての評価を行い、主治医に相談して薬剤処方を見直すこともした。この状況を常に患者と共有し、患者が訪問看護などのサービスを利用しながら服薬できるように、退院前に服薬管理を実際にしてみて、患者の心配を軽減していくことに成功した。最終的に学生は、「④問題解決の段階」に進んだといえる。

■身体的ケアから促進できる人間関係のプロセス

この学生の例では、自分のその時の「看護師の役割」を自覚したことが、ターニングポイントだったと言える。ペプロウが示している通り、患者だけでなく看護師もまた成長する過程が看護実践には必要なことに見事にあてはまったケースではないだろうか。

これは学生だけでなく、若い看護師にも応用できる。学生と同様に、若い看護師もその交際範囲は狭く、特に高齢者や精神科の患者と交流する機会はほとんどないだろう。その中で患者と人間関係を構築していくのは簡単ではない。特に同一化の段階では、看護師は患者からの信頼を得る必要がある。信頼を得るにはどのようにしたらよいだろうか。そのためには看護師は様々な役割を担う必要があるが、そんな時は、今回の学生のように看護師の仕事を丁寧に行うことが重要と考えられる。患者への身体的ケアを重視することで、徐々に患者との信頼が形成され、情報提供者や教育者だけではない関係をつくっていくことがキーポイントとなるだろう。

日常生活援助の中にある身体的接触については、古くからその効果の検証がなされてきた。精神科の慢性期の患者に対して、身体的な接触がある群では、ない群よりも患者の不安が軽減したという報告がある。[7] また、高田らは文献研究により、非接触文化である日本の看護場面において、成人患者に対するタッチングが有効に働く要因を探求した。[8] 選択基準に合った二〇の文献を分析した結果、「人はもともと接触欲求が

[7] 今井必生・安田賢三・西野直樹 2013「身体接触と精神障害患者の不安　無作為化比較試験」『メンタルヘルス岡本記念財団研究助成報告集』24, 1-4

[8] 高田みなみ・長江美代子 2012「非接触文化である日本の看護臨床場面においてタッチングが有効に働く要因」『統合的文献研究　日本赤十字豊田看護大学紀要』7(1), 121-131

あり、自分が所属する社会に受け入れられる方法で満たしている」、「心理的不安が高い人ほどタッチングが有効に働いている」、「もともと人が持っている依存傾向や対人不安が高いときに身体接触をポジティブに受け入れる傾向がある」、「タッチングの部位とその効果を高めるための併存行動によって効果に差がある」というポイントが抽出された。さらに高田らは、患者は身体接触のニードを持っており、個別のニードを把握し、目的に合わせたタッチングを実施することがその効果につながるとした。

これらの研究結果とも合わせると、学生は看護ケアという目的を患者と共有した上で、さらにトイレ介助や入浴介助などの日常生活動作による身体接触があることで、ペプロウの「看護師と患者の間の関係性」が醸成されていく段階を促進していったと考えられる。

現代の人間関係は、ペプロウの時代よりも多様化したり、逆に画一化しすぎたりしている。看護師が、患者との文化的ギャップを埋めるために、日常生活技術援助の重要性を多く取り入れることにより、患者と看護師の関係性が変化していくペプロウの理論を、さらに実践に即したものにできるのではないだろうか。

〔山川みやえ〕

4-2

相互浸透行為からの目標達成理論

――アイモジン・キング

■患者中心の実践における患者―看護師間の相互作用システム

二〇〇〇年頃から、EBP[1]（Evidence Based Practice）という概念に沿って医療やヘルスケアが提供されている。特に二〇〇七年には、STTI[2]（Sigma Theta Tau International）が、EBPについての立場を表明している[3]。それによるとEBPとは、研究によるエビデンス、患者の体験、臨床のノウハウやその他の手堅い情報などを組み合わせ、スタッフや患者の間で共有される意思決定の過程であるとしている。またEBPは多職種で協働して進めていくことが重要である。EBPを実践していけば、その実践がベストプラクティス（最良の実践）につながっていく。

この「エビデンス」という言葉のイメージは研究論文における研究結果であり、RCT[4]（Randomized Controlled Trial）の研究デザインが最も強力なエビデンスと言われ、こぞってRCTのようなレベルの高い研究をすることがエビデンスだという思い込みがあるが、エビデンスとはデザインされた研究だけで生み出されるものではない。STTIの定義の中にある「手堅い情報[5]」などもケアの根拠となる。

[1]　エビデンスに基づいた実践

[2]　一九二二年にインディアナ大学（アメリカ）で創設され、インディアナポリスに本部を置く世界で2番目に大きい看護団体。

[3]　Sigma Theta Tau International, 2007

[4]　無作為化比較試験。ある介入を行うこと以外は公平になるように、対象者を無作為に介入群と対照群に分け、その介入の影響・効果を測定し、明らかにするための比較研究のこと。

[5]　Sigma Theta Tau International 2005-2007 Research and Scholarship Advisory Committee. 2008 Sigma Theta Tau International position statement on evidence-based practice February 2007 summary. *Worldviews on Evidence-Based Nursing*, 5(2), 57-59

ＥＢＰの概念が提唱された二〇年以上前、一九八一年にアメリカの看護理論家である**キング**[6]（Imogene M. King）は、看護ケアの根拠を「手堅い情報」の一つと考えられる看護理論として確立した[7]。キングはどの看護師も、患者がより健康になるための手助けをしたいと思っているとして、看護師が患者と一緒に健康上の目標を設定し、その目標を達成するための対策を講じる必要があるとしている。これがキングの**目標達成理論**である。キングはこの目標達成のプロセスに重点を置いており、この理論が、看護師と患者の関係において、看護師を支援するものであり、患者が自分の健康のために設定した目標を達成するのを助けるものとした[8]。

この目標達成理論の基盤となっている概念に、**患者―看護師間の相互作用システム**がある。キングは、目標達成理論についての『*A Theory for Nursing: Systems, Concepts, Process*』を出版する一〇年前に、その基礎となっている相互作用システムを開発した。このシステムは、ある人生の目標を達成するために患者が成長し、発展する、動的な対人関係を説明するもので、目標達成理論は、目標の達成に影響を与えることができる要因として、**役割**、**ストレス**、**空間**、そして**時間**があることを説明している。

キングは先に述べた相互作用システムについて、看護の展開には、相互作用する三つのシステムが含まれているとした[9]。この三つの相互作用するシステムは、**個人システム**、**対人関係システム**、そして**社会システム**である。各システムには異なる概念が

[6] アイモジン・M・キング（1923–2007）

[7] King, I. M. 1981 *A Theory for nursing: systems, concepts, process.* New York: Wiley.

[8] King 1981 前掲［7］

[9] King, I. M. 1971 *Toward a theory for nursing: General concepts of human behavior.* New York: Wiley.

与えられており、個人システムの概念は、知覚、自己、成長と発達、身体イメージ、空間、そして時間から成り立っている。対人関係システムの概念は、相互作用、コミュニケーション、相互行為、役割、およびストレスから成っている。三つのうち最も大きな社会システムの概念には、組織、権威、権力、地位、そして意思決定があるとした[10]。

話を目標達成理論に戻そう。目標達成理論では、看護師と患者の間に対して、表1のような提案をしている。

この場合の「相互浸透行為」とは、人とそれを取り巻く環境の間で相互に展開される観察できる行為のことを指す[11]。相互浸透行為が起こると、看護師と患者の間に立てた目標は達成される。この時は、看護師と患者の間の話であるため、対人関係システムであるコミュニケーション、相互行為、役割、およびストレスについての提案がなされているが、この対人関係システムは、個人システムを包含しているため[12]、個人システムにおける、知覚、自己、成長と発達、身体イメージ、空間、時間についてお互いに自己認識し、共有できることでうまく回すことができると考えら

表1　キングの目標達成理論における提案
（King, 1981より著者訳）

- 知覚（相手や自分自身や相手と自分の間に起こる出来事を認識すること）の正確さが、看護師と患者の間の相互の行為の中にある場合、「**相互浸透行為（transaction）**」が発生する。
  例）このタイミングで排泄介助をする目的や手段などを看護師も患者も共有している場合の排泄ケアの際に、相互浸透行為が生まれる。
- 看護師と患者が「相互浸透行為」をした場合、１つまたは複数の目標が達成される。
- １つまたは複数の目標が達成されると、満足感が生じる。
- 目標が達成されるなら、効果的な看護が提供できる。
- 「相互浸透行為」が看護師と患者の間で行われれば、（お互いの）成長と発展は促進される。
- 看護師と患者によって認識されるそれぞれの役割の期待と役割の遂行が一致している場合、「相互浸透行為」が発生する。
- 役割の矛盾が看護師または患者（あるいはその両方）によって経験されると、看護師と患者の間の相互作用にストレスが発生する。
- 専門的な知識を持った看護師が適切な情報を患者に伝えると、相互の目標設定と目標達成が起こる。

[10] King 1971 前掲[9]
[11] King 1981 前掲[7]
[12] King 1971 前掲[9]

れる（図1）。

■リスクマネジメントにおける患者と相互作用システム構築の難しさ

病気による生活の不具合を克服したいと思えば、患者は努力をするものであるが、そういうときに、傍らにいる看護師の役割について考えさせられることがある。

Tさんは回復期リハビリテーション病棟に入院した六〇代後半の男性患者である。一ヶ月前に心原性脳塞栓症となり、突如右不全麻痺の生活になった。特に下肢の麻痺が強く、立位はつかまり立ちで何とか保持可能な状態であった。言語障害もややあるが、ケア側の言っていることは理解出来る。しかしながら自分でうまく発語ができない状態であった。高次脳機能障害はなく、認知機能低下も見られない。

回復期リハビリテーション病棟では、入院期間は決まっており、脳疾患の場合、一八〇日が最大の入院期間である。Tさんは一八〇日の間に自宅で生活できるようにリハビリテーションをし、身体レベルを改善させたいと思っていた。Tさんは、理学療法、作業療法、言語療法が毎日実施できるように計画され、一日合計五時間程度の集中リハビリテーションを受けることとなった。発症前はフルタイムではないが、知人の会社を少し手伝っていたため、職場復帰にも意欲を見せていた。

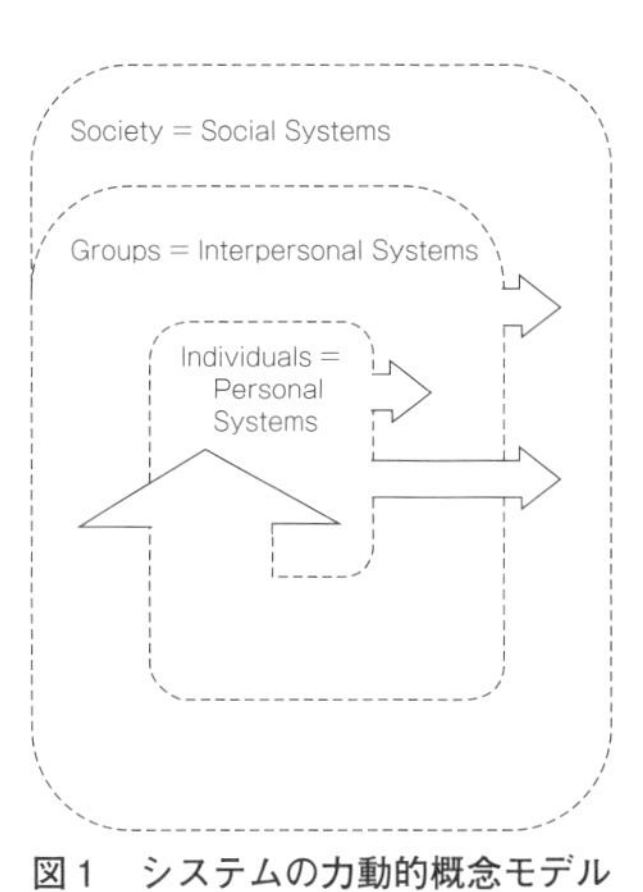

図1　システムの力動的概念モデル
（King, 1971）

入院時に、その病棟の決まりとして、転倒アセスメントスコアを取った。それによると、立位が安定しないため、転倒のリスクありとされ、センサーマットがベッドサイドに設置された。その際にTさんはゆっくりとした声で、「転んだりしませんよ、脱走防止みたいですね」と笑っていた。

リハビリテーションが始まり、最初の三ヶ月は徐々に麻痺の状態も良くなっていった。この頃のTさんは前向きで積極的だった。立位の保持も安定していることが多かったが、三ヶ月たつとリハビリテーションの停滞期なのか、あまりADL[13]（Activities of Daily Living）の向上は見られずに、Tさんにも焦りが見られていた。しかし、同室の患者には、仕事したいし、頑張ると言っており、ベッド上でも自主トレーニングをしていた。リハビリスタッフはそのようなTさんの様子を知っていたので、今は我慢する時期だと思って、淡々と励ましながら進めていた。

その頃、多職種カンファレンスがあり、Tさんのセンサーマットをどうするかということが議題に上がった。実際に立位はとれるようになってきたが、まだ不安定で夜間は危険であるとのことから、転倒のリスクが依然として高いとして、センサーマットは継続して置いておくことにし、そのことをTさんに告げた。Tさんは「わかりました」と浮かない顔で返事をした。その夜、Tさんがベッドサイドから少し離れたところで尻もちをついているところを巡回中の看護師が見つけた。幸いけがはなかったが、転倒したということで、さらに見守りが厳しくなった。Tさんはふさぎ込むよう

[13] 日常生活動作：食事・更衣・移動・排泄・整容・入浴など生活を営む上で不可欠な基本的行動のこと。

になり、リハビリテーションを休むことが多くなっていった。

■患者の知覚をチームで把握して達成する相互浸透行為

このTさんのような事例はリハビリテーションではしばしば遭遇する。特にプラトーと呼ばれる停滞期は脳卒中後のリハビリテーションの試練である。[14] この事例で看護師とTさんの相互浸透行為があったかどうかについて考える。

まず、入院時だが、看護師がセンサーマットを置いた際、Tさんは笑っていたが、そのときのTさんと看護師の対人関係システムと目標達成理論に基づいてみてみよう。

まず、対人関係システムの要素についてそれぞれ考察する。相互作用については、この事例からは読み取れない。看護師は転倒リスクを心配しており、Tさんも入院当初は多少心配していたように思われる。センサーマットを設置した際も、看護師の一方的な提案にTさんが同意をしたという構図があり、それまで十分なコミュニケーションがとられていたかどうかはわからない。

相互行為についても考えてみよう。相互行為は患者の状態における認識について、コミュニケーションを通して理解していくプロセスである。この事例において、看護師は入院時から継続して転倒リスクが高いと思っており、プラトーに入ってからも継続して危険であるという認識であった。もちろんTさんに、早く仕事に復帰したいと

[14] 市野沢由太・清水忍・武村奈美・平勝也・山城貴大・濱川みちる・仲西孝之・松永篤彦 2013「脳卒中片麻痺患者の病棟内実用歩行の獲得を左右する因子の検討」『臨床理学療法研究』30, 49–52

いう積極的な気持ちと、思い通りにいかない焦りがあることを十分に認識した上で関わることができればよかった。おそらく、センサーマットを再度設置する際の態度や、設置するまでのTさんとの関係づくりにおいては、Tさんが自分のことをどのようにとらえているか、焦る気持ちはなぜなのかということの洞察が不十分であったことが考えられる。さらに、役割としては、Tさんは社会復帰をして仕事をしたいという社会的役割を自分自身に期待していた。一方で看護師は、Tさんに事故なく安全でいてほしいという気持ちがあった。この時点で既に相互浸透行為には至っていない。

ストレスについてはどうだろうか。Tさんにとってはリハビリテーションによって早く回復し、仕事に復帰することがうまくいかないことに対するストレスが考えられる。一方で、看護師のほうは、プラトーによる身体機能の低下と安全面の確保がされるかどうかという状況であった。つまり、目標達成理論の最初の相互浸透行為が生まれていない。そのように考えると、そもそも看護師の患者への知覚ができていないことに問題があるように思われる。

しかし、現実的に考えて、一日のほとんどをリハビリスタッフと共に過ごすTさんの知覚を、看護師が詳細に把握することは容易ではない。しかし、今回の事例では、リハビリスタッフは、リハビリを進めていくうちにプラトーの中で焦るTさんの気持ちを汲んだリハビリを実践できていたと考えられ、Tさんとの相互浸透行為が生まれていたように感じられる。しかし、センサーマットの是非におけるカンファレンスでリハビリスタッフがTさんに対する知覚を十分にケアチーム内で共有できなかったことから、Tさん自体が意思疎通ができるため、そのカンファレンスの場に参加しても良かったように思われる。相互浸透行為を生み出すまでは、患者の知覚に十分迫る必要があったので、看護師－患者間だけでなく、ダイナミックな関係性の相互作用を見つけていければ、Tさんの知覚に迫ることができたのではないだろうか。

〔山川みやえ〕

4-3

看護師＝患者間の対人関係

——アイダ・オーランド

看護の現場では、しばしばどうしようもない状況に追い込まれることがある。例えば、患者にどう声をかけたらいいのかわからない場合や、その場での正解が見つからない場合が多くある。そのような時、看護師はどのように状況に対応しているだろうか。

■看護過程の中の患者と看護師の対人関係

看護師と患者の関係について、ペプロウに続いてさらに内容を深くした理論家が**オーランド**[1]（Ida J. Orlando）である。

オーランドは、看護の過程を重要視しており、看護過程の教育訓練が欠かせないとしている。オーランドは**看護過程**を、「患者の行動」とそれに対する「看護師の反応」、そして「看護師の活動」の三つの要素が絡み合っている状況とする。[2] この中で看護師の反応は、患者の行動を知覚し、その知覚によって生じる思考・感情の流れに焦点をあてるべきだと言う。確かに看護の実践において、看護師はこの一連の反応を繰り返している。患者が痛みを訴えた場合、看護師達は、「患者はなぜ痛いのだろう

[1] アイダ・J・オーランド（1926-2007）

[2] Orlando, I. J. 1961 *The dynamic nurse-patient relationship: Function, process and principles of nursing practice.* New York: G. P. Patnum's Sons.

か」と思考すると同時に、「痛いのか、辛いだろうな」という感情も同時に湧き上がっている。

オーランドは「すべての適切でない看護ケアの原因は看護師がうまく応答できないことによる」と結論づけている。[3] 患者の苦痛の原因は、身体上の制約、医療への否定的な反応、自分の健康ニードを看護師にうまく伝えられないことにあるが、これに応えられない看護師の能力不足がさらに患者を追いつめるとしている。オーランドは、この時に看護師が患者のニードに応えられなかったり、また、患者の訴えに刹那的に答えるだけであったり、定期的に決められた業務を行うだけになると看護師と患者間に**葛藤**が生じると言っている。

例えば、療養病棟や老人施設などでよくみられる定時の排泄ケアでは、朝九時に一斉に排泄介助に回る。本人が排泄したいと願っているかわからないのに、排泄介助するなんて、患者本人のニードに沿っていないと感じる看護師もいるだろう。

そういう葛藤を払拭するために、オーランドは看護過程の訓練が必要だとしている。その訓練の概要を図1に示そう。図1の人と人との関わり合いのプロセスは、言葉や動作、表情などの**知覚**があり、その知覚によって引き起こされる**思考**があり、その思考の後に**感情**があって、感情からの**反応**が行為につながり、行為が再度、知覚に作用する。この訓練で重要なことは、人と人との「反応」部分を見える化させることである。つまり、患者に反応をフィードバックすることで、患者はそのフィードバッ

［3］ Orlando, I. J. 1972 *The discipline and teaching of nursing process: An evaluative study*. New York: G. P. Patnum's Sons.（オーランド／池田明子・野田道子（訳）1977『看護過程の教育訓練——評価的研究の試み』現代社）

クを受け、自分が感じていることを看護師も同時に感じているかそうでないか、患者と看護師の認識のズレを確認でき、患者のニードに応じた看護行為につなげることができる。逆にその「反応」を患者に伝えることができなければ、患者と看護師の関わり合いの良い循環は成立せず、認識のズレがいつまでも存在し、看護師は患者のニードに永久に気づくことがないといえる。

またオーランドは看護師の教育に、**プロセスレコード**が有用であるとしている[4]。プロセスレコードとは、患者の反応と看護師の反応、それによって看護師が考えたことを文字に記録し、後で振り返るものだ。それにより、看護師は患者との関係を内省し、患者に次回、関わる時にどのようにしたらよいかを考えることができるのである。

プロセスレコードを、最初に提案したのは、**ペプロウ**であった。看護の現場における、対人関係、特に看護師と患者の間の相互作用を文章として記録したのである。このペプロウのプロセスレコードは、単に看護師と患者のそれぞれのやり取りのみを記載するものであったが、オーランドはこれをさらに発展させた[5]。オーランドの「看護過程」では、「患者の行動」とそれに対する「看護師の反応」、そして「看護師の活

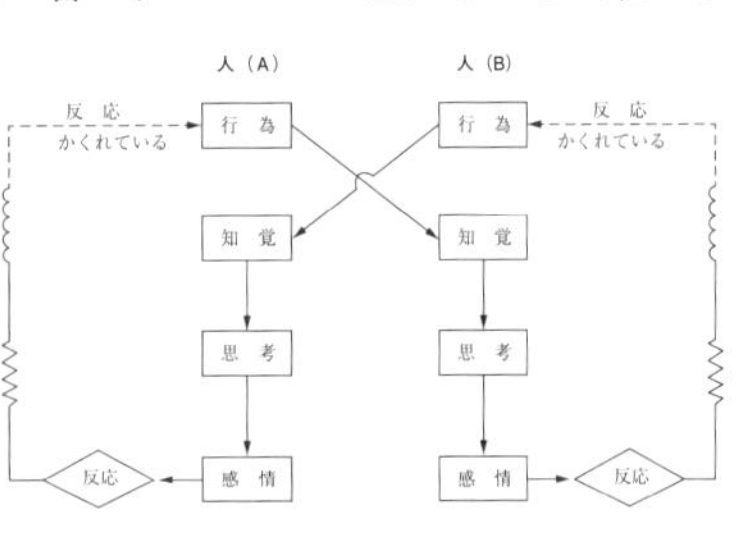

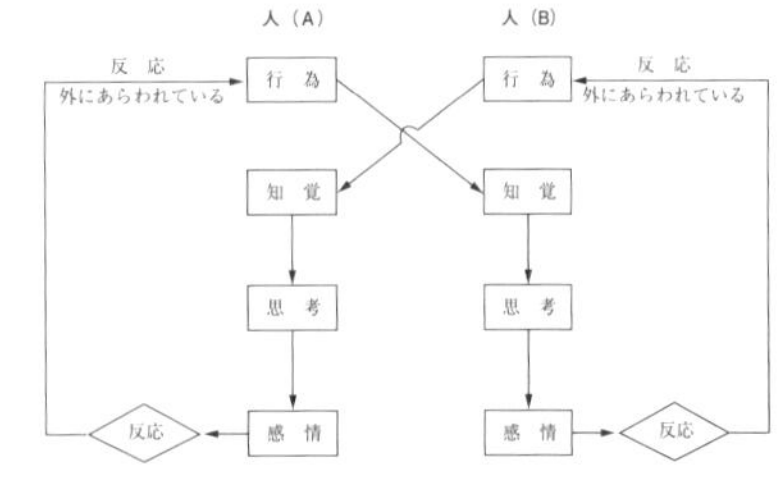

図1　人と人との関わりに対する反応が顕在化していない場合（上）と顕在化している場合（下）（オーランド, 1977）

[4]　オーランド 1977 前掲［3］

[5]　オーランド 1977 前掲［3］

動」の三つの要素が絡み合っているため、プロセスレコードにおいて、看護師が患者の（看護師との相互作用による）行動を、知覚して分析し、それによって行われた看護師の行動について、一連のやりとりの後で、内省的な観察を加えて記述する方法を採った。このプロセスレコードは、看護師の葛藤を顕在化させ、患者との関わり合いをどのようにすれば、より良いケアができるかを自覚することができ、患者のニードに沿った看護ができることを期待して看護師の教育訓練に使われた[6]。

[6] オーランド 1977 前掲［3］

■様々な臨床上の難しさを克服するための看護過程

オーランドの看護師と患者の関係性において、「看護過程」から洗練させた看護の関わりにつなげるための教育訓練は非常にシンプルな構造であるため、様々な場面で使えると考えられる。特にプロセスレコードは、学生のときだけでなく、いや、学生以上に、現役看護師に必要な訓練の手法であるといえる。

ある慢性期の病院の看護のジレンマを紹介しよう。その病院は五〇〇床程度の病院で、非常に便利な場所にあったため、患者にとっては利用しやすい病院だった。しかし、いわゆる急性期診療をする病院ではなく、外来を持たない慢性期の療養病院だった。療養病床は、一般的に医療的処置が少なく、**クリティカル**（生命の危機）な状態を脱した患者が、体調管理のために入院するところであるため、看護師の数が極端に少なく、看護師と患者の配置は、急性期病床が看護師一人あたり患者七人であるのに対し、療養病床は看護師一人あたり患者二〇人と定められていた。しかしながら、余裕をもって仕事できるかというとそうではなく、食事、排泄、移動・移乗、清潔などの日常生活行為も介助が必要な患者が多いこと、また経口摂取での栄養補給が難しい患者や呼吸管理が必要な患者も多いため、経管栄養や吸引などでクリティカルではないが医学的処置の必要な患者が多かった。また認知症の患者も多く、常に大声で看護師を呼んでいる患者もおり、看護師は常に多忙であった。

この病棟での離職率は高く、大体三年経てば、若い看護師は病棟での看護に意味を見いだせず、他病院に転職するという状況が続いていた。なぜ離職してしまうのか、看護師のケアや患者への関わりを見てみると、その理由が分かった。

まず、朝は定時のおむつ交換から始まる。おむつや排泄ケアに利用する物品を積んだおむつカートを引いて、一号室から順に回っていく。大体おむつは濡れているので手早く替えるが、いつの排泄かはわからない。「排泄してからおむつ交換まで長い間経ったかな、待たせてごめんなさい」と思いながらケアは進む。その後、様々な処置をし、バイタルサイン測定やフィジカルアセスメントをして記録する。言語による意思疎通ができない患者も多く、何か言葉を発しているが、看護師はわからないので、「痛いんですか?」「外に行きたいですか?」とこれまでの状況から考えられることを探して患者に返す。しかし、その問いかけにしっかり反応できる患者は少ない。

この看護師と患者の関わりの中では、図1下側のような「知覚」「思考」「感情」のプロセスはあってもそれらを「反応」として患者と共有することは極めて難しい。オーランドのいう看護師と患者の関わり合いというものが既に欠落しているため、看護自体が成立していない。

さらに追い打ちをかけるかのように、患者の安全を配慮するために、患者の身体を制約することも多い。例えば、経鼻栄養をしている患者がいるとする。その患者は常に鼻からチューブが入っていることが気になるので、いつもチューブを触り、場合によっては抜いてしまう。その際には、再挿入をすることになるが、チューブを抜き、それを再挿入することの患者の体への負担を考え、抜かないようにミトン（手袋）をする。ミトンは**身体拘束**の一つであるため、それをされて喜ぶ患者はほぼいない。看護師はミトンを装着する際に、患者に抵抗されたり、悲しそうな目で見られるといたたまれない気持ちになる。まさに、オーランドで言うところの看護師の葛藤が助長される事態になる。

このような中でモチベーションを維持して患者のケアを継続できる看護師はほとんどいないだろう。給料のためと割り切っても、患者のニードには応えられず、患者の嫌がることばかりをしていることが看護師のすることなのかと感じるだろう。自分のしていることは看護ではないというジレンマに押しつぶされ、仕事への楽しさも見いだせずに遂には退職という決断につながるのはごく自然のことのように思われる。

このような状態を打開するものとしては、オーランドのいう「看護過程」の訓練しかない。しかし、プロセスレコードを書く時間もなく、この多忙な職場で機会をどのように作ればよいのだろうか。

■看護過程の中で内省が促進する看護実践

前述のような八方ふさがりの状況を打開する取り組みを紹介しよう。オーランドの理論における「看護過程」の教育訓練の方法については世界各国において様々な取り組みがなされている。大事なことはいかにしてプロセスレコードのように、患者との関わりにおける看護師の反応を顕在化させ、内省を促し、次回からの患者との関わりに活用できるかということだ。[7]

筆者が臨床研修についてコンサルティングさせてもらっている公益財団法人浅香山病院は、「看護を語る会」を一〇年近くにもわたり実施している。島津らは精神科看護における若手看護師のジレンマとやりがいの構造を明らかにすることを目的に、精神科急性期病棟の若手看護師一〇名の「看護体験を語り合う会」における発言を分析した。[8] その結果、若手看護師は、看護実践における患者との関わり合いの中で、ジレンマや迷いなどの困難に遭遇しながら、それぞれの場面で何らかの判断をし、看護を展開しなければならない立場に置かれていることがわかった。そして若手看護師がこうした葛藤・ジレンマ・迷いなどを表現し、それについて検討し合う場を作ることや、スタッフのサポートが重要であることが示唆された。

[7] オーランド 1977 前掲 [3]

[8] 島津聖子・山田貴代子・荒木孝治・山口知代 2005「精神科看護における若手看護師のジレンマとやりがいの構造について——看護体験の語り合いの実施とKJ法によるデータ分析を通して」『日本看護学会論文集：精神看護』36, 107-109

この研究結果も受けてか、同病院では、新人看護師と三年目の看護師に「看護を語る会」を実施している。特に新人看護師に対しては、会の時期は一年目の十一月以降としている。その理由として、四月は入職者研修や看護技術研修があり、五月から病棟にて受け持ち患者を持つ、その間必死でフィジカルアセスメントやコミュニケーション技術を磨き、看護計画を立てることを繰り返す。その間、患者との関わりは多種多様であり、中にはジレンマを感じることも少なくない。そのような気持ちに気づきながら、向き合うことなく日々の実践が続くが、新人看護師に少し余裕の出てきた秋ごろ、しっかりと患者との関わりを振り返るための「看護を語る会」に参加してもらう。

この会に参加する前に、まず自分の病棟の役職者に自分が振り返りたい患者とのやり取りを聞いてもらう。その時、プロセスレコードのように文章化して振り返るということを何度か繰り返す。その後、「看護を語る会」で自分の語りを実施する。会には精神看護学の教員の他、看護管理者や教育者、他の新人看護師が参加し、しっかりと一人の話を聞き、質問したり承認したりして、看護師が内省を促すことを心がけて運営している。その内容によって、各部署で介入したほうが良いケースがあれば、教育体制やＯＪＴ（on-the-job training）のやり方を変えていくということを実践している[9]。まさにＯｆｆ－ＪＴとＯＪＴを融合しながら、看護師の内省を促している良い例である。このＯＪＴがうまく回れば、それまで看護師と患者間の個人的な関わりであ

[9] 高谷衣美 2013「ナラティブ研修〝看護を語る会〟で看護経験の〝内省〟を促す浅香山病院」『看護』65(4), 100–105.

ったものが、チームナーシングにも発展する可能性がある。
オーランドの理論とその教育訓練方法は非常にシンプルなものであるが、それをいかにタイムリーに実践し工夫していくかということが、看護師と患者の関係性を円滑にするために重要である。

〔山川みやえ〕

4-4

人間対人間関係

――ジョイス・トラベルビー

■看護実践の中で見いだされる看護の「意味」

読者の皆さんは、看護理論に興味が持てない人も多いかもしれない。しかし、理論家の生涯や影響を受けた哲学などに目を向けると、実は面白いと思えることがある。トラベルビー[1]（Joyce Travelbee）は著者にとって、そのような理論家であった。まず、「人間対人間関係の看護」が有名なトラベルビーであるが、「人間」という言葉を連発して使われると、若干困ってしまう。しかし、トラベルビーは、人間のポジティブな面、ネガティブな面をとことん追求した理論家だといえる。

トラベルビーもまた、ペプロウやオーランドと共に、**精神看護学**をその理論の礎としており、イェール大学でオーランドの指導を受けていた。また、トラベルビーは、ドイツのナチスの迫害から生還し、**ロゴセラピー**[2]（logotherapy）の創始者であるフランクル[3]をはじめ、何人かの実存主義の哲学者や思想家の影響を受けているため、人間は人生に「意味」と「価値」を見出すことによって満たされるという考えを持っていた。[4]

[1] ジョイス・トラベルビー（1926–1973）

[2] 疾病や苦難の中に意味を見出せるように援助する治療法

[3] ヴィクトール・E・フランクル（Viktor Emil Frankl）精神科医、心理学者。

[4] Frankl, V. E. 1969 *The will to meaning: Foundations and applications of logotherapy*. New York: New American Library

トラベルビーは、看護を「人間が病気や苦しみの経験の中で意味を見つけるのを助けるプロセスであり、個人とその家族がその意味を見つけるのを助ける責任がある」としている[5]。その上で看護師を以下のように定義づけた。「看護師は、肉体的な痛みを軽減したり、身体的ケアを提供しようとするだけではなく、その人全体に奉仕するものである。肉体的、精神的または精神的であるかどうかにかかわらず、苦しみの存在は看護師にとって、適切な関心事である[6]」。

トラベルビーは看護師の**責任**というものに強い信念をもって記述している。看護師は患者に対して責任を負っていて、この責任は、患者が経験する身体的な問題、苦痛や病気だけでなく、感情的、心理学的および精神的なものにも及ばないといけないとしている。看護師が、患者に質の高いケアを提供できるようになるには、患者と良好な相互作用と協力関係を持たなければならず、そうすることによって、患者の信頼を得ることができるとした[7]。ケア提供者として、看護師は患者が発する言葉を共有し、不満がある場合もその問題に焦点をあてるだけでなく、患者をその人全体として評価することができなければならないとも書いている[8]。

トラベルビーの理論は、精神看護学の中で醸成されたものであるが、看護実践全般にとっても有用であると考えられる、何故なら、看護師は、患者を健康に向けて助けることができるだけでなく、それが良いことであろうと悪いことであろうと、患者が経験した状況や経験の中で人生の**意味**を見つけることができるはずだからである。

[5] Travelbee, J. 1971 *Interpersonal aspects of nursing* (2nd ed.). Philadelphia: F. A. Davis Co. より著者訳

[6] Travelbee 1971 前掲 [5]

[7] Travelbee 1971 前掲 [5]

[8] Travelbee 1971 前掲 [5]

先にも述べたが、トラベルビーは、オーランドの指導を受けており、オーランドの理論の影響を受けている。オーランドの看護モデルとトラベルビーの看護モデルの類似点は、看護師と患者は相互に関連しており、看護の目的については、個人、家族または地域社会を支援することとしている。さらに、病気や苦しみの経験を未然に防いだり対処したりして、必要に応じてこれらの経験の中で人生の**意味**を見出すことが重要であるとしている[9]。

トラベルビーの人間対人間関係モデルでは、看護師と患者は以下の五つの要素からなる一連の相互作用プロセスを共有するとしている。

表1　看護師と患者の相互作用プロセス（Travelbee, 1971より著者訳）

⑴初回の出会いと元々の出会い
（inaugural meeting and original encounter）
患者の看護師による第一印象であり、逆もまた同様である。看護師と患者は固定観念的または伝統的な役割でお互いを見ている。

⑵個人のアイデンティティ／新しいアイデンティティを可視化する（visiblity of personal identities／emerging identities）
看護師と患者がお互いを固有の個人として認識しており、ここから看護師と患者の関係のリンクが形成される。

⑶共　感（empathy）
個人の経験を共有する能力が必要である。

⑷同　情（sympathy）
同情は、看護師が患者の苦しみの原因を軽減したいときに起こり得る。それは共感を超えているものであり、看護師は効果的な看護ケアをするために知的なアプローチをするべきである。

⑸相互理解と連絡の構築／ラポール
（establishing mutual understanding and contact／rapport）
親密であることは、患者の苦しみを軽減する看護介入である。看護師と患者は人間と人間として関係しており、患者は看護師に信頼と自信を示す。看護師とは、病気の人を支援するために必要な知識とスキルを持っており、病気の人間の独自性を認識し、それに対応し、そして認識することができるので、信頼関係（ラポール）を確立することができるものである。

トラベルビーは、この中で、ラポール（信頼関係）を確立することを一つのゴールとしている。同時に、トラベルビーは、様々な定義を生み出している。

まず、看護師も患者も「人」であり、「健康」に主観的と客観的という両方の視点

［9］Travelbee 1971 前掲［5］

があるとしている。さらに、「苦痛」は連続的な不快感情であり、単なる過渡的な身体的・心理的・スピリチュアルな「不快（discomfort）」から「極度の苦悶（extreme anguish）」「絶望的な無配慮（despairful not caring）」「無感動的無関心（apathetic indifference）」までの段階があるものとしている。絶望的な無配慮が長く続くことによって、無感動的無関心にまでなり、やがて、何にも期待できず、最終的に希望が全くない「絶望」に向かうとしている。

その絶望の中で、希望を持ち続け絶望から遠ざけるように支援することが、看護師に期待される責任であるとしている。つまり、絶望を体験している人が再び希望を抱くように支援することも看護師の仕事であるとした。さらに、希望は患者の自律性と関連しており、患者に意思決定してもらうことは重要であり、看護師は希望を指示するのではなく、患者が希望を発見・体験できるような機会づくりに努めるべきであるとした。その時に必要なこととして、看護師が希望を失ってはならないということが絶対的に重要であると強調している。[10]

■患者の絶望にもポジティブな姿勢で関わり続けた看護学生の実践

トラベルビーの、患者の様々な苦痛に対して看護師に期待される責任の大きさに圧倒されるが、高齢者ケアにおいては、死が間近に迫っていることや、健康を阻害することが多かったり、配偶者や友人の死去など様々な喪失体験があることで、簡単に絶

［10］ Travelbee 1971 前掲［5］

望に追い込まれやすい。[11] しかも、それらの苦悩は、長い人生において集大成をすべき老年期に起こるため、人生の最後にそのような苦難に遭うことを考えると、看護師の責任はとても大きいのではないだろうか。

学生の老年看護学実習で忘れられない経験がある。Cさんは、九〇代前半の女性で、数年前より肺炎からの廃用症候群により寝たきりであった。老化の影響と長年寝たきりであったため、心不全もあり、安静第一という形で療養しており、車いすにさえ二年間乗っておらず、いつもベッド上にいた。また食事量も落ちており、実習でCさんを受け持った学生は夜もあまり眠れないという訴えを聞くようになっていた。学生はCさんと関わる中で、懸命に清拭をしたりしながら、少しでも楽しい時間を持ってもらおうと、Cさんが喜ぶと思われるベッド上での活動（手芸作品を見る、映画の話をする、など）を探しては試していた。が、ある時、学生が泣きながらナースステーションに帰ってきた。理由を聞くと、Cさんに「死にたい」と言われたとのことだった。学生は、少しでも療養生活を楽しくして過ごして欲しいと思いケアしていたが、それらをすべて否定する「死にたい」という言葉に、今後どうCさんに関わっていいかわからなくなったようだ。

私は、落ち込む学生に、なぜCさんは死にたいと思うのかを考えてみるように言った。そうすると、Cさんが「もうどこにも行けないから」という答えであった。はじめは親戚のお墓参りにも行きたいと言っていたこともあったが、それもなくなり、見

[11] Erikson, E. H. 1982 *The life cycle completed.* New York: Norton.（エリクソン／村瀬孝雄・近藤邦夫（訳）1989『ライフサイクル、その完結』みすず書房）

あった。そう話す間に、学生ははたと気づき、「先生、なんでCさんは車いすに乗れないのですか?」と聞いてきた。「あなたも乗れないと思うのですか?」と聞き返すと、学生はしばらく考えて、「乗れると思います。いきなり何時間もは無理だけど、ベッドもギャッジアップしているし、座位はとれるのではないかと、少しならいけると思います。」とあれこれ考えながら言っていた。

その日から、学生はCさんにもう一度希望を持ってもらうべく、車いすに乗ってもらう計画を立てた。まず、指導看護師に、Cさんが死にたいと言っていること、その原因は今の生活には希望が見いだせないこと、しかし、自分としては、気を付ければ車いすに少しの時間は乗れるのではないかということを、理路整然とバイタルサインやフィジカルアセスメントの結果から説明した。

ここにトラベルビーの理論を重ねて考えると、学生は、Cさんの苦しみを十分すぎるほど理解し、共感し、同情していたと思われる。その熱意は、教員からみても凄まじいものであった。「絶対にCさんに車いすに乗ってもらいたい」、「いつもと違う景色を見てもらいたい」という「希望」を学生が捨てなかったことが見て取れた。

指導する看護師もその学生の熱意に心を打たれたのか、主治医にもかけあい、まずは5分、体調の良いときに車いすに乗ってもらうことになった。そして車いすに乗る日、学生は緊張してCさんにそのことを告げた。Cさんは、「私が?車いすに?でもだいぶ乗ってないよ。」と心配そうであったが快諾し、午後から車いすに乗った。そして廊下に出て、二年ぶりにデイルームに行った。車いすに乗って三分も経たないうちに、Cさんは胃痛を訴えたため、すぐにベッドに戻った。久しぶりに車いすに乗ることで、かなり緊張していたのか、ストレスからの胃痛ではないかと主治医は言った。しかし、指導する看護師も学生も、もしCさんさえよければ次の日も車いすに乗ってもらおうと考えていた。たった数分であったが、デイルームに行ったCさんの顔はそれくらい輝いていたとのことであった。

翌朝、学生が車いすに乗りませんかと誘う前に、Cさんから「今日も（車いすに）乗れるのかしら」と言ってきたので、車いすに乗ることになった。二回目は一〇分乗ることができた。そして一週間後には病院内の売店まで行けるようになり、さらに落ちていた食事量も増えた。目を見張る回復ぶりに看護師も学生も教員も、Cさんの潜在力の大きさに脱帽した。

■環境の概念を取り入れ患者に希望を与える理論に変換する

この学生とCさんのエピソードは、まさにトラベルビーの患者という「人間」のもつ、ネガティブな部分にフォーカスし続けた結果、もたらされた希望を獲得した例であるといえる。患者が、あまりにも単調な療養生活と、思い通りにならない身体に直面する中で、誰も自分の希望について言及してくれる人はおらず、患者の苦痛は「絶望的な無配慮」から「無感動的無関心」に移行し、人生において絶望的であったと感じていたのだと考えられる。

しかし、既に様々な看護ケアやトラベルビーの相互作用プロセスによって、ラポール（信頼関係）を形成しかけていた学生は、Cさんの立場になり替わって、Cさんの置かれた「環境（代わり映えしない病室）」を分析することができていた。その結果、Cさんを八方ふさがりにしていた環境を変えることを思いつき、車いすに乗るというささやかなトライアルを実施したことが、Cさんの絶望の中に光（希望）を見出すという成功につながったと考えられる。

トラベルビーはその理論の中で、患者の環境に関して特別に言及してはいない。しかし、Cさんの例のように、患者に苦痛を強いる大きな要因として「環境」は考えることができる。それだけでなく「環境へのアプローチ」が、患者に希望を与えるだけでなく、希望を持つための基盤やきっかけとなるようにも思われるのである。

看護における「環境」には様々なとらえ方があるが、患者が希望をもつための基盤へと環境を変化させることで、患者がよりダイナミックな変換を遂げることができるのではないだろうか。

〔山川みやえ〕

5章

実践を志向する

5-1

アブデラの21の看護問題～問題の決定から解決まで

――フェイ・アブデラ

■看護理論の先駆け

アブデラ[1]（Faye G. Abdellah）は、長きにわたりアメリカ公衆衛生局（United States Public Health Service）で従事し、副医務長官（初の看護師、初の女性）まで務めあげたのち、米国軍保健科学大学大学院看護学研究科の初代研究科長となった人物である。看護教育、看護政策におけるその功績をたたえられ、アメリカ看護師協会（ANA）[2]の「Living Legend」に一九九四年に選出されている。アブデラは一九六〇年に、「患者中心の看護」を理念として、患者のニードを満たすために看護は存在し、そのために「看護問題」を同定し、「問題解決」をすることを明確にした[3]。ここでの「看護問題」とは、もともとはヘンダーソンのニード論に立脚している。そのため、現在の看護過程における「患者に現に生じている／潜在的に生じうる、患者の健康をおびやかす問題」ではなく、「看護がその役割を果たすことによって満たすべき患者のニード」という意味で用いられている。アブデラは、**患者共通のニード、維持のニード、改善のニード、修復のニード**の4カテゴリーに分類される「21の看護問題」（表

[1] フェイ・G・アブデラ（1919-2017）

[2] アメリカ看護師協会（American Nurses Association）

[3] Abdellah, F. G. 1960 *Patient-centered approaches to nursing*. London: Macmillan.（アブデラ／千野静香（訳）1963『患者中心の看護』医学書院）

1）を挙げている。

アブデラは、この理論を通して、患者が病気や傷害に対する治療を受けるうえで必要な身体ケアや診療の補助をすることだけを看護とするのではなく、患者において充足すべきニードを身体的側面に偏ることなく見極め、それを解決することを看護の役割とした。そのため、21の看護問題を挙げるだけでなく、これらの看護問題が患者に実在するかを検討する10のステップ（表2）と、実在する問題を解決するための11のスキル（表3）が挙げられている。

「患者中心の看護」、「看護問題」、「問題解決」という概念は、

表1　21の看護問題（アブデラ, 1963）

患者共通のニード（basic to all patients）
1．清潔と身体的安楽を保つ。 2．最適な活動を促進する。：運動、休息、睡眠 3．事故や傷害、外傷などの予防及び感染の予防により、安全を確保する。 4．ボディ・メカニクスを適切に保ち、変形を予防・矯正する。
維持のニード（sustenal care needs）
5．身体の細胞組織への酸素供給の維持をはかる。 6．身体の細胞組織への栄養供給の維持をはかる。 7．排泄機能の維持をはかる。 8．体液と電解質のバランスの維持をはかる。 9．疾病に対する身体の生理学的反応を理解する。 10．身体調整のメカニズムと機能の維持をはかる。 11．感覚機能の維持をはかる。
改善するニード（remedial care needs）
12．肯定的・否定的な表現、感情、反応を明確化して受け入れる。 13．情動と器質疾患の相互関連性を明確化して受け入れる。 14．効果的な言語的・非言語的コミュニケーションの維持をはかる。 15．生産的な対人関係の発展をはかる。 16．個人の霊的目標の達成に向けて、前進を促す。 17．治療的環境を創造する。そして／またはそれを維持する。 18．様々な身体的・情緒的・発達的ニードを持つ個人としての自己という認識を促す。
修復のニード（restorative care needs）
19．身体的・情緒的な制約の中で、最大限可能な目標を受け入れる。 20．疾病から生じる様々な問題を解決する助けとして、コミュニティの資源を活用する。 21．様々な社会問題が疾病の発生に影響を及ぼすことを理解する。

現在はごく当たり前に用いられており、アブデラがいまの看護に与えた影響は極めて大きいことがわかる。患者において満たすべきニードを見極める過程や、それを解決するための看護のスキルを定めたことは、看護によって解決すべき問題を同定する「看護診断[4]」や、それによって挙げられた問題を積極的に解決していく「課題解決型志向」に直結し、それらが看護の基盤として発達したのも、アブデラの理論があってこそといえる。アブデラの理論は、理念、概念の構造化、具体的なプロセス、そして必要なスキルまでを網羅している。そもそもアブデラは、医学モデルへの固執から抜け出し、真の専門職としての看護師を養成すべく、基礎教育の改革をめざしてこれらを体系化した。そのため、アブデラの理論は看護教育に広く取り入れられ、速やかに浸透するこ

表 2　看護問題を決定する10のステップ（アブデラ, 1963）

ステップ1	患者を知ることについて学ぶ。
ステップ2	関連する情報を整理する。
ステップ3	他の患者における類似の看護問題に関する情報を一般化する。
ステップ4	治療プランを決定する。
ステップ5	一般化した内容を試行し、さらに一般化する。
ステップ6	看護問題の帰結を確認する。
ステップ7	患者の行動に影響を与えうる態度や情報がないか、観察・評価を継続する。
ステップ8	治療プランへの患者と家族の反応を検討し、プランに取り入れる。
ステップ9	患者の看護問題を、看護師がどのようにとらえているかを一致させる。
ステップ10	包括的な看護ケアプランについて話し合い、策定する。

表 3　問題解決の11のスキル（アブデラ, 1963）

①健康状態の観察
②コミュニケーションスキル
③知識の適用
④患者と家族の教育
⑤仕事の計画と組織化
⑥資料の活用
⑦人的資源の活用
⑧問題解決
⑨協働者への指示
⑩治療における自身の活用
⑪看護手順

[4]　対象者に生じている看護上の問題を診断すること。

となった。

■教育現場で活用されるアブデラの理論

アブデラが看護基礎教育カリキュラムに与えた影響は計り知れず、現在の看護基礎教育で教授される内容は、その多くがアブデラの理論を基盤として、発展してきたものである。基礎看護学実習における事例を紹介する。

看護大学一年生のSさんは、初めての病院実習（基礎看護学実習）を迎えていた。これまでは全くの非日常の世界であった病院という場所を、ユニフォームを着て歩き、まるで病院のスタッフのように患者さんに声をかけられている自分に、大きな戸惑いを覚えながらも、教室で学んだ看護理論や看護技術を実際に発揮できるという期待に胸を膨らませていた。

Sさんが受け持つこととなったのは、六五歳女性のPさんである。両変形性膝関節症[5]に対する右人工膝関節全置換術[6]を目的に入院している。Sさんの実習は、手術が終了し、Pさんが退院に向けてリハビリに励んでいる時点からスタートとなった。この実習では、受け持ち患者について看護問題を挙げることが目標の一つとなっている。そのため21の看護問題について考えてみることとした。Sさんは、Pさんとコミュニケーションをとる中で、右膝関節がまだ動きにくいため、更衣に介助が必要であることや、まだ歩きづらいと話していたことから、「1．清潔と身体的安楽を保つ」、「3．

[5] 膝関節の軟骨が摩耗することによって関節が変形し、歩行時の膝の痛み、歩行困難が生じる疾患。

[6] 変形性膝関節症や関節リウマチによって変形した膝関節全体を、人工関節に置き換える手術。

事故や傷害、外傷などの予防及び感染の予防により、安全を確保する」に関連した看護問題が挙げられると考えた。

Sさんが看護問題を考える様子を見た指導者は、Pさんの訴えに加えて、入院生活中の行動や言動の観察、身体観察を通して、様々な情報を集めてみることを提案した。このアドバイスを得て、Sさんはリハビリや病室でのPさんの様子を意識して観察し、慣れないながらもフィジカルアセスメント[7]をするようになった。そうしていると、Sさんの実習記録用紙はPさんの様々な言葉、表情、動作、そして身体所見でいっぱいになっていた。記録を前にして、どのようにその莫大な情報を整理してよいか戸惑っているSさんに、指導者は情報をアブデラの21の看護問題のうちどれと関連が深いかを考えて分類し、関連する情報がない看護問題については、積極的に情報を集めるようアドバイスした。さらに、同じ手術を受けて入院している何人かの患者さんを紹介し、それぞれの患者さんが有している看護問題と共通する問題がないかを考えてみるとよいことを伝えた。

この他にも、Sさんは指導者からいくつか他のアドバイスを受けた。最初に受けたアドバイスは、Sさんが看護問題を挙げるきっかけとなった、Pさんとのコミュニケーションについてであった。指導者は、SさんからPさんとのコミュニケーションの内容について報告を受けた際に、Pさんから発せられた言葉についてはよく記憶しているものの、その言葉がどのような文脈で発せられたのか、どのような語勢であった

[7] 視診、触診、聴診、打診等の技術を用いて得られた身体所見から、対象者の身体の状態を評価する看護技術。

のか、表情はどうだったのか等の情報には注意が向けられていないことに気づいた。指導者は、コミュニケーション中にPさんの言語以外から発せられる情報に気を配ることで、Pさんの感情的ニードをより鋭敏にとらえられるかもしれないことを伝えていた。

するとSさんは、単に情報を分類し整理するだけではなく、これまで目を向けていなかった感情的ニードや、対人コミュニケーションに関する情報を追加するようになった。その結果、Sさんは、最初に自分が考えていた更衣や歩行に関する問題は、Pさんの未充足ニードのごく一部（ただし重要）であることに気づき、より包括的に患者の状態をとらえ、看護問題を挙げることができた。

■統合型の看護理論

さて、先の事例において、特筆すべき看護は何であろうか。一見、どのような教育現場でも起こっていそうなことであり、何の変哲もない「普通の」指導風景である。この様子が「普通」に見えることこそ、アブデラが掲げた問題、ステップ、スキルが、近代看護の普遍的な理論として浸透していることを表している。「**患者中心の看護**」といった言葉を用いるとき、果たしてアブデラの名が浮かぶだろうか。おそらくほとんどの看護職は、アブデラの理論としてではなく、看護の基本としてそれを用いるだろう。これは、「取り込みによる忘却[8]（obliteration by incorporation）」といわれる

［8］アメリカの社会学者ロバート・マートン（Robert, K. Merton）が提唱した現象。

現象の典型と言える。アブデラが提唱した理念、概念は、近代看護においてごく当たり前のことであり、むしろそれらを欠いていればもはや看護ではないとさえいえる。つまり、その理念、概念の存在は普遍的なものとして看護に取り込まれ、その出自（アブデラが提唱した理論であること）は忘却されているのである。

アブデラの理論は、初期のものであるがゆえに発展の余地を残している。逆に言えば、アブデラの理論があったからこそ、その理論が及んでいない領域に目を向けるきっかけとなったともいえる。例えば、アブデラの理論では、「患者の問題を同定し、それを解決するために看護師が持つべきスキルは何か」という教育的観点が強い。そのため、「患者が何かを達成する」という点は比較的希薄であり、そこを補う後発の様々な理論が提唱されている。初期の看護理論には、普遍的な価値を発揮し続ける部分と、後発の理論によってさらに深く追究された結果として、現在では不十分な部分とがあることを認識し、活用する必要がある。

一方で、初期の看護理論家／教育者によって生み出されたからこその特徴もある。本項で示したように、アブデラの「21の看護問題」は、充足すべきニードを類型化しただけではなく、臨床において看護師が「そのニードを患者が有するかどうかをいかにして評価し」、「そのニードを満たすためにどのようなスキルを発揮する必要があるか」までを統一の枠組みの中で示していることが特徴である。現代の看護理論では、問題、介入、教育のそれぞれに特化した理論が提唱される傾向にある。これは、専門領域が細分化されれば当然のことではあるが、一方で、それらを実際に活用するうえでは煩雑であったり、整合性が取れなかったりすることもあるだろう。患者あってこその問題であり、問題があってこその介入であり、看護師がいてこその介入である。とすれば、すべての要素を包括したアブデラが提唱したような統合型の理論こそ、真に臨床で求められる看護理論なのではないかと気づかされる。

〔西垣昌和〕

5-2 保存モデル

——マイラ・レヴァイン

■健康=統合性の保存

レヴァイン[1]（Myra E. Levine）は、『臨床看護入門[2]』を著したことで知られる看護教育者である。レヴァインは、軍属看護師、外科スーパーバイザーといった経歴からもわかるように、外科領域に主なフォーカスを置いており、**保存モデル**（conservation model）も、もとは外科／急性期領域を中心に発展させてきた。しかし、保存モデルは本質的に汎用性の高い理論であり、現在では外科／急性期だけでなく様々な領域で応用されている。

レヴァインは、看護理論を提唱することそのものを目的としたのではなく、外科看護を学生に教授するにあたり、看護の主概念は何かを明確にするために保存モデルを作り上げた。そのモチベーションとして、それまでの手順重視の臨床教育から脱却し、積極的な課題解決や患者の個別性を重視した臨床教育を目指したことがあげられる。

保存モデルは、四つの保存原理（principles of conservation）に基づいて、**患者の適**

[1] マイラ・レヴァイン（1921–1996）

[2] Levine, M. E. 1969/1973 *Introduction to clinical nursing*. Philadelphia: F. A. Davis.

[3] Levine, M. E. 1967 The four conservation principles of nursing. *Nursing Forum*, 6(1), 45–59

[4] ホメオスタシスは恒常性を維持する機構、ホメオレシスは生理機能を発揮するために生じる変化（ホルモンの分泌等）を調節する機構を意味する。

応（adaptation）と**全体性・統合性**（wholeness / integrity）の保持を促進することにフォーカスを置いている。[3] 保存とは、供給と需要のバランスが保たれている状態のことを指し、それは内的・外的環境の変化への適応の結果として達成される。このモデルでは、内的・外的環境が患者に与える影響と、それによる患者の反応に、看護師がどのように着目するべきかに重きを置いており、教育的背景の強いモデルであることがわかる。ここで、保存モデルにおける内的環境は、ホメオスタシス、ホメオレシスを指し[4]、外的環境には感覚器によって知覚される知覚的環境、感覚器では知覚されないが身体に影響を与える作用的環境（放射線、毒物等）、文化や価値観のような概念的環境を指す。それらの環境に対する反応を、闘争／逃避反応、炎症反応、ストレス反応、認識反応に分類している。

保存原理は、次の四つとされる。

1．エネルギーの保存（conservation of energy）

人体がエネルギーを消費して機能していることは言うまでもない。疾病・傷害によってエネルギー需要が増せば、それに合わせてエネルギー供給量を増やそうとする反応が起こる。しかし、その反

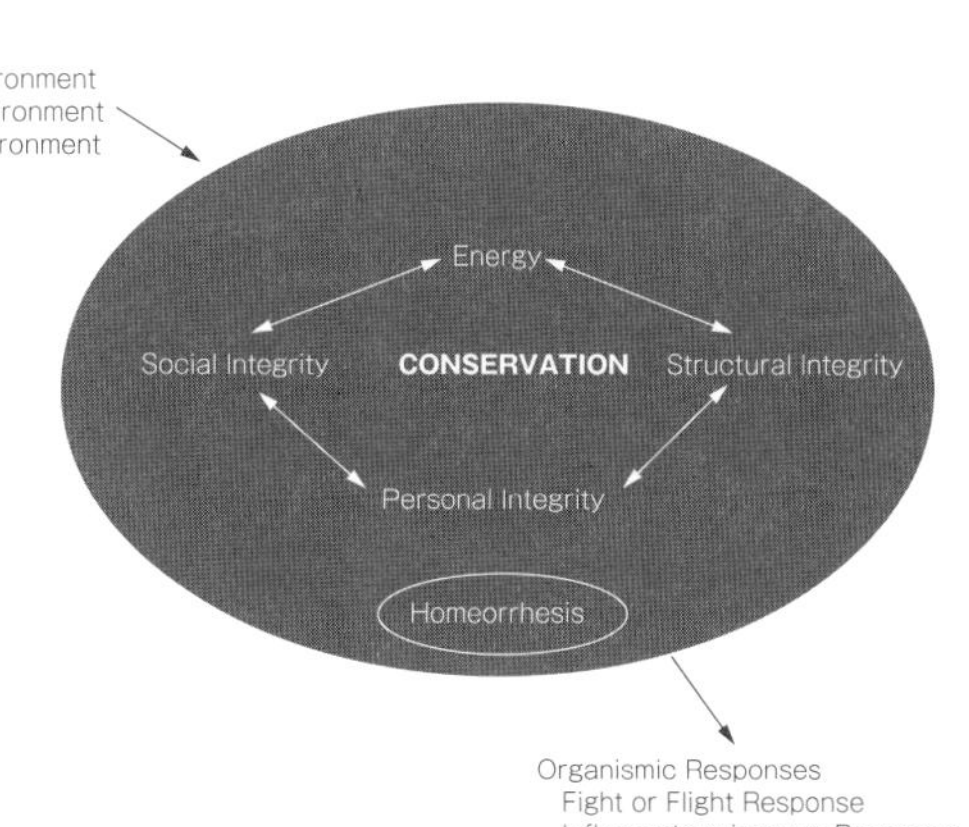

図1　レヴァインの保存モデル（nursology. net）

応に見合うだけのエネルギー供給が得られなければ、エネルギー消費が過多となり、人体はその機能を果たせなくなる。この原理に基づき、患者のエネルギーのバランスを観察し、エネルギー消費を抑えるために適切な休息がとれたり、充分な栄養が摂取できたりするよう看護がなされる。

2. 構造的統合性の保存（conservation of social integrity）

人体は、様々な組織、器官、臓器によってその構造が成立している。疾病や傷害、老化等によって構造に変化・破綻が生じ、その結果として機能の低下・喪失が生じれば、その変化・破綻をこれ以上悪化させぬよう維持したり、修復を図ったりする反応が起こる。維持・修復の反応を促進することが看護の役割であり、例えば、創部の清潔を保つ、褥瘡予防のために体位を変えることを援助する、関節可動域の維持向上のためにＲＯＭ訓練をする等があげられる。

3. 個人的統合性の保存（conservation of personal integrity）

人間は、他者から認識され、尊重され、自己尊厳や自己決定が保たれていることを欲する。疾病や傷害、老化等によって、ボディイメージ、自己尊重感情に変化をきたす。そのような変化への適応は、回復への患者の努力を支えることで促進される。例えば、感情の表出を促すこと、他者と比較することなくその患者自身の変化に意識を向けること、ケアプランに患者が参画すること、プライバシーを保つこと等があげられる。

4．社会的統合性の保存（conservation of social integrity）

人間は、家族をはじめとする社会的コミュニティの一員として存在する。疾病や傷害、老化によって、それまでに属していたコミュニティにおける自身の位置づけや役割、社会における自身の価値の認識に変化をきたす。そのような変化への適応は、社会からの隔絶を防ぐこと（テレビ、雑誌等のメディアや他の患者と交流を図ることも含む）や、感覚遮断を避けること、患者だけでなく家族に対しても変化への適応を促す介入をすることが挙げられる。

ここまでに示したように、保存モデルにおいては全体性／統合性を重視し、それが保存されている状態が健康である、という一貫した見地にたっている。すなわち、人間の機能を分類し、それぞれの機能に生じる変化に対する反応をとらえるのではなく、統合性の変化に対して、エネルギー・構造・個人・社会という要素が有機的につながっている人間が示す**全体論的**（organismic）な反応ととらえている。現代の看護理論の主流である全人的アプローチに通じているといえる。

■傷の看護と患者の看護

患者は右下肢に難治性の潰瘍を有する五〇歳の女性で、基礎疾患として二型糖尿病を有していた。下肢の裂傷に対して手術を受けたものの、受傷時から継続する感染が遷延し、創部に潰瘍をきたしていた。受傷後すでに一ヶ月が経過しており、形成外科病棟に入院し毎日創傷処置を継続しているが、潰瘍は難治性を示していた。看護師は、感染状況の悪化の徴候をとらえるためのバイタルサインの測定、創部の観察と清潔の保持に努めていた。しかし、なかなか回復しない病状に、患者にとっても、家族にとっても、そして病棟看護師にとっても、毎日の創傷処置と観察を継続すること（そして「著変なし」と記録すること）がいつしかルーティン化していった。入院初期には、夫や子どもも頻回に面会に来ていたが、最近では週末に入院生活に必要なものを届けに来るのみになっていた。彼女は外科病棟の四人部屋に入院していたが、同室に入院する患者は次々と退院し、病室はもちろん、病棟でも最も入院の長い患者となっていた。入れ替わる同室者との関わり合いが煩わしくなったのか、近頃では日中もカーテンを閉め切って、毎日の創傷処置を待つ入院生活が続いていた。

そんな中、病院にWOCナース[5]が着任することとなり、さっそく患者について相談することにした。WOCナースは、記録を通読し、まずスタッフにこう言った。「傷についてはとてもしっかり観察されていて、創傷の治癒がどの状態にあるかのアセスメントもとても適切です」。これを聞いて、病棟の看護師は、自分たちのケアは正しかったと安心するとともに、ではなぜ患者さんの創傷はなかなか治癒しないのだろうかと疑問が深まった。それを見透かしたかのように、WOCナースはこう続けた。「この『傷の』記録のおかげで、傷の状態についてはよくわかりました。ところで、

［5］ Wound Ostomy Continence：創傷、オストミー、失禁ケアを専門とするナース。

『看護記録』を見せていただけますか?」。その患者に関する看護記録は、先ほどまでWOCナースが見ていた記録ですべてであったが、WOCナースにとっては単なる『傷の記録』にしか見えなかったのである。

その後のWOCナースの働きは目まぐるしかった。創傷に関連した自覚症状、患者さんの食事の内容と摂取状況、日々の活力と糖尿病コントロール状況についてつぶさにアセスメントした。そして、現在の主治医、糖尿病の主治医、そして栄養士と、現在の患者の状況を共有し、まず食種を変更した。次に、患者のベッドサイドで、長い入院生活と日々の創傷処置を続けていることを労うとともに、いまの自身の入院生活についての思いを語ってもらった。さらに、週末の家族の面会時に訪室し、自宅にいるときの生活について、患者を交えて話を聞いた。病棟の看護師たちは、WOCナースとともに、ケア計画を立て、それを実行した。

それから程なくして、患者の創部は改善傾向を見せ始めた。毎朝の創傷処置の際には、患者は創部をのぞき込み、処置を担当する医師や看護師に回復の状況を尋ねては一喜一憂した(もちろん、喜ぶ機会のほうが多くなった)。日中の活動性は向上し、廊下を歩く姿や、同室の患者と「病棟のことは何でも聞いて!」と談笑する姿が見られるようになった。そして、ようやく退院が可能となるところまで創部は回復した。

後日、病棟の看護師は、WOCナースを交えて振り返りの機会を持った。WOCナースが実践した看護は、振り返ってみれば一つ一つの必要性を十分に理解できるものであった。なぜそれを自分たちで展開することができていなかったのか、ＷＯＣナースにたずねた。「それは、皆さんは『傷への看護』に集中していたからです。看護師は、目の前に明確な問題があると、ついその問題に集中しすぎてしまうことがあります。特に、外科領域では、問題が目に見え、かつ外科的ケアによるその変化についても、明確な指標でアセスメントすることができます。その明確さゆえに、『傷を有する患者さん』を全体としてとらえることを後回しにしてしまうことがあるのです。私も、目の前に明確な問題があったら、今でもそこにのめりこみそうになることはあります。ただ、そういう時こそ、その問題が、傷を有することだけでなく、生命活動をし、一人格として存在し、そして社会とつながった存在であるという、『総体』としての患者さんにどのような影響を与えているか、その影響に対して患者さんが適応していくにはどのようにすればいいか、を考えることを心がけています。この患者さんについても、それをしたまでです」。

■統合性を「保つ」ことから「失わせない」ことへ

近年では診療科の細分化が進み、病棟に入院する患者も疾患領域が限定されていることが少なくない。その結果、そもそも専門領域の細分化が進んでいる医師だけでなく、看護師も病棟の主な診療科に関係の深い人体の機能（例えば、呼吸器病棟であれば呼吸、整形外科病棟であれば活動・運動）に特化した観点から患者をとらえようとする傾向が強くなる。もちろん、そのような観点は特定の疾患、傷害からの回復を支えるうえでは極めて重要である。一方で、看護として、患者が自ら回復に向かおうとする患者の生命力を引き出すという観点からは不十分といえる。先の事例は、形成外科病棟に入院していて、創傷処置は適切になされ、傷の変化の観察・評価も適切だっただろう。しかし、総体としての患者に、その創傷によってもたらされていた変化がとらえられておらず、患者自身が回復しようとする力をサポートすることができていなかった。

WOCナースは、レヴァインの保存モデルに基づいて、患者を総体としてとらえた。傷に変化がなく、炎症が持続しているということは、患者の身体は傷という変化に対して、元に戻そうとする反応（炎症）に過剰にエネルギーを割いているにもかかわらず、それが十分でない状態ととらえた。エネルギーの保存の原理にのっとって、エネルギーのバランスを保つためには、エネルギー供給を増やす必要があるが、患者は糖尿病を患っているため、創傷、糖尿病、栄養の専門家で集まってケアプランを立てた（一般的に、このような患者の場合には糖質からのエネルギー摂取は高血糖状態を助長するため、脂質によってエネルギーを供給するような食種にする）。その結果として、主問題として着目されていた構造統合性の保存も達成できると考えた。さらにWOCナースは、患者や家族の様子から、遷延する創傷が個人的統合性、社会的統合性にも変化をきたしているととらえ、他の患者と比較することなく患者をねぎらい、感情の表出を促し、ケアプランに参画してもらい、そして家族や同室者という患者にとっての社会との調整をはかった。これらによって、患者が総体として健康な状態に近づき、その一つの結果として創傷の治癒が促進された。

現在の臨床では、患者を栄養、活動、知覚、呼吸・循環、役割等、様々な機能別にとらえ、それらの機能に生じる／生じうる問題を診断し、問題を解決するための計画を立て実行する看護過程が一般的である。患者を系統的に、もれなくアセスメントするためには効果的なスタイルであることは間違いない。一方で、特に初学者においては、近視眼的になってしまい、患者を総体としてとらえることがおろそかになることがある。この事例は、まさにそれが起こっている事例であり、おそらくはレヴァインが外科領域における看護教育のために保存モデルを提唱したきっかけもこのような事例だったのではないかと推察する。

ここで、この事例のその後を考えてみる。創傷が治癒に向かい患者の統合性が保存された状態（＝健康）に至ったとする。この患者は糖尿病患者であり創傷がまたおこったり、創感染が再燃したりするリスクが高い状態にあるといえる。看護の次の目標は、それらの問題が起こらないようにすることとなるが、保存モデルでは統合性が保たれている状態から、それが破綻することの「予防」については明確には言及されていない。しかし、全体性／統合性を保つという概念は、全体性／統合性が破綻した状態からの回復よりも、それが破綻しないよう保持増進する予防やヘルスプロモーションにおいてこそ重要ともいえ、それらの領域での応用が期待される。

〔西垣昌和〕

5-3 ヘルスプロモーションモデル

——ノーラ・ペンダー

■病者へのケアから予防とヘルスプロモーションへの発展的移行

ノーラ・ペンダー[1]（Nola J. Pender）は、ミシガン出身の看護学者である。若年期における健康行動を主たる活動領域とし、様々な業績を残しており、アメリカ看護アカデミー（AAN[2]）の会長を務め、同アカデミーの「Living Legend」にも選出されている。**ヘルスプロモーションモデル**は、ペンダーによって一九八二年に提唱され、その後一九九六年に改訂され現在に至っている。本モデルに基づいた看護実践について示した著書『*Health Promotion in Nursing Practice*』は、一九八二年の初版の出版以降、二〇一八年までに八版を重ねている[3]。

ペンダーは、病いを持つ人へのケアが主であった看護の役割を、疾病予防、そしてヘルスプロモーションへと発展的に移行することをめざした。ヘルスプロモーションモデルは、患者／クライエントの健康的な生活習慣の促進を、患者／クライエントとともに実践するために、健康行動の決定要因を看護師が理解することを助ける目的で開発されている。

[1] ノーラ・ペンダー（1941–）

[2] American Academy of Nursing

[3] Pender, N. J. 1982 *Health promotion in nursing practice.* New York: Appleton-Century-Crofts.（ペンダー／小西恵美子（監訳）1997『ペンダーヘルスプロモーション看護論』日本看護協会出版会、原著第3版の翻訳）第8版では、これまで第二著者、第三著者であったMurdaugh, C. L., Parsons, M. A. をそれぞれ第一著者、第二著者とし、Pender自身は第三（＝最終）著者となっている。

ヘルスプロモーションモデルの重要な特徴として、既存の複数の理論を取り入れて作られた看護理論であることが挙げられる。ヘルスプロモーションモデルは、アメリカの心理学者アトキンソン[4]によって一九五〇年代に提唱された、達成への個人の動機に関する「期待──価値理論[5]（expectancy value theory）」と、カナダの心理学者バンデューラ[6]が一九八六年にそれまでの社会的学習理論を発展させ提唱した「社会的認知理論[7]（social cognitive theory）」の二つの理論を、その根幹に置いている。

表1　健康行動に特有の認識と感情

行動に特有の認識と感情の８要素	要素の説明
行動による利益の認識	健康行動をとることによって良い／さらに良くなる結果が得られるという認識
行動への障害の認識	健康行動に取り組む際の障壁や個人にかかるコスト
自己効力の認識	特定の健康行動を管理し実行するための自分の能力の判断と、その健康行動を成功させる自信
行動に関連する感情	健康行動前・中・後の感情
人間関係の影響（家族、仲間、医療者）	規範、ソーシャルサポート、役割モデルなど、特定の健康行動を実行することに関する人々の行動、信念、または態度に関する認識
状況による影響	健康行動と、生活や環境との整合性に関する認識
行動計画へのコミットメント	健康行動を成功させようとする意図（具体的な戦略の策定を含む）
やるべきこととやりたいことの競合	計画した健康行動を実行しようとする時に、その意志に割ってはいるその他の行動

［4］ John William Atkinson（1923-2003）行動の動機を専門とした心理学者

［5］ 行動を起こす動機には、その行動による結果の「価値」と、その結果どのぐらいの確率で起こるかという「期待」が影響することを示した理論

［6］ Albert Bandura（1925-）自己効力感を提唱したことで知られる心理学者

［7］ 行動、個人的要因、環境要因の動的相互作用を示した理論

ヘルスプロモーションモデルでは、個人の特性と経験、行動に特有の認識と感情、行動の成果の三つを主な概念として挙げている。この中でも、「行動に特有の認識と感情」に関する八つの要素を看護介入のために評価すべき最重要因子として挙げている[8]（表1）。

なお、「個人の特性と経験」には「過去の関連行動」、「生物学的、心理学的、社会文化的な個人因子」の二つの要素が、「行動の成果」には「ヘルスプロモーション行動」が含まれる。これらの主要概念とその要素について、ヘルスプロモーションモデルでは14の理論的命題を示している

表2　ヘルスプロモーションモデルにおける14の理論的命題

1	過去の行動と、その人の先天的・後天的特性は、健康行動の信念、感情、実行に影響を与える。
2	人は、実行することによって個人的な利益を得ることが期待できる行動にコミットする。
3	行動に対する障害の認識は、行動そのものを制約するほか、行動へのコミットメントを制約することによって、間接的にも行動を制約する。
4	行動を実行するための能力の認識や自己効力感は、行動へのコミットと、行動の実行の可能性を高める。
5	自己効力感が大きいほど、健康行動に対する障壁が少なくなる。
6	行動へのポジティブな感情は、より大きな自己効力感をもたらす。
7	行動へのポジティブな感情は、行動へのコミットメントを持ちやすくし、行動する可能性を高める。
8	重要他者が行動を規範化したり、行動を実行することを期待したり、行動を可能にするための支援やサポートを提供したりすると、人は健康行動にコミットしやすくなり、実行する可能性が高くなる。
9	家族、仲間、医療者との対人関係は、ヘルスプロモーション行動へのコミットメントやその実行を左右する重要な関係である。
10	外部環境における状況的影響は、ヘルスプロモーション行動へのコミットメントやその実行を左右しうる。
11	行動計画へのコミットメントが大きければ大きいほど、そのヘルスプロモーション行動が長期にわたって維持される可能性が高くなる。
12	コントロールすることが難しく、迅速な対応が必要な競合要求がある場合には、行動計画へのコミットメントが望ましい行動の実行に結びつく可能性が低くなる。
13	他の行動がその人にとって健康行動よりも魅力的であった場合、行動計画へのコミットメントが望ましい行動の実行に結びつく可能性が低くなる。
14	人は、健康を促進する行動のためのインセンティブを得るために、認知、感情、対人関係の影響、および状況的な影響を修正することができる。

［8］ Health Promotion Manual. https://deepblue.lib.umich.edu/handle/2027.42/85350

（表2）。対象の「行動に特有の認識と感情」を中心にアセスメントし、理論的命題と照らし合わせることによって、効果的に健康行動を起こすための介入ポイントを設定することの根拠となる。

■禁煙と水泳と友達

大学の健康管理センターに、二〇歳の男子学生Aがやってきた。問診票には、「タバコがやめられない」と記されており、保健師が面談することにした。保健師が来談の動機について尋ねるとAは言った。「タバコをやめたいと思っているんですが、いったんやめてもすぐ吸いたくなってしまって、吸ってしまうんです。そう悩んでいるところに、健康管理センターでも禁煙の相談ができるというチラシを見てきました」。保健師は、Aの行動に対する動機について評価するため、「どうしてタバコをやめたいと思っているんですか？」と尋ねた。Aは、「最近、友達に誘われて水泳サークルに入ったんです。何もサークルには入ってなかったし、もともと喘息持ちで、昔から水泳はやっていたので、ちょうどいいので再開しようと思って。でも、昔と比べてすぐ息が切れるようになってしまったんです。それで、タバコのせいなんじゃないかと考えるようになりました。実際、タバコを始めてからせき込むことも多くなってよく眠れなくなったし、食べ物もおいしくなくなった気がして…。あとは、やっぱりお金かかりますし、煙でほかの人にも迷惑をかけていると思って」と語った。

保健師は、Aは行動への動機や思いはあり、実際に行動を起こした経験もあるものの、それが中断されていることから、禁煙の具体的な障害やAの禁煙に関する感情についてさらに聞いてみることにした。「Aさんは、前にいったんやめたことがあるということだけど、いま改めて相談しに来てくれたことには何か理由はあるんですか?」Aは、「そもそもタバコを吸うことが好きなわけではなくて、大学に入ったときに周りの人がみんな吸っていたから吸い始めたんです。だから、やめようと思えばいつでもやめられると思って、実際にやめていたこともあります。でも、友達と会ったときに、その友達が吸っていたりすると、つい吸ってしまうんです。そのうち、友達と会わないとき以外でも吸うことが多くなって、気づいたらやめられなくなってしまいました。でも、水泳をまた始めてから、息がそう簡単には切れなかった自分に戻りたいと思うようになったんです」と語った。

これらのことから保健師は、Aは「禁煙する」という行動について、①ネガティブな感情を持っているわけではない、②行動を実施することによる利益の実感がある、③水泳をするということが、行動へのコミットメントの源となる、といった促進要因がある一方で、具体的な障害があるわけではないものの、④友人との人間関係が、禁煙行動に割って入り、⑤禁煙してもまた吸ってしまうというエピソードが自己効力感を下げることによって、行動の維持が阻害されている、とアセスメントした。この中でも、Aさんの行動には、人間関係の影響が大きく、Aさんが禁煙することを期待する他者の存在や、共に禁煙する仲間、禁煙という行動のモデルを示すことが有効であると考えた。そこで保健師は、健康管理センターで主催している禁煙グループをAさんに紹介することにした。

Aさんは、グループに参加して、「禁煙」について保健師以外の他者と話すという初めての経験をした。その経験を通じて、自分と同じような悩みを持っている人や、その悩みを解決した人、効果があるかどうかはさておきいろいろな禁煙方法を教えてくれる人など、様々ではあるが同じ目的に向かっている人達と交流した。その交流の中で、禁煙について人と話すことがAさんにとって自然なことになっていった。

そしてAさんは、自分が禁煙したいと思っていることを、水泳サークルの友人に話してみることにした。すると友人たちは、泳いだ後にせき込むAさんをみて以前から心配していたことや、タバコをやめれば健康的だしタイムも伸びるのにもったいないな、と思っていたことをAさんに話した。Aさんは、禁煙する、という行動は、自分だけでなく周りの人たちも望んでいたことだったと気づき、今度こそ禁煙に成功しよう、と強く思った。

そこからのAさんは速かった。自分から周りの人に自分は禁煙をすると意思表明し、友達もAさんの前では極力タバコを吸わないようになってくれた。しばらくすると、泳いだ後の息切れや、寝苦しさも少なくなり、そしてなにより水泳のタイムがタバコを吸っていなかった頃に近づいてきた。気づけば、タバコを吸いたいという気持ちは全くなくなっていた。

■看護ならではの健康行動理論

患者／クライエントの健康行動については、**健康信念モデル**[9]（health belief model）をはじめ、様々な理論・モデルがある。それらの中から、この保健師がペンダーのヘルスプロモーションモデルに基づいたアセスメントを展開したのは、Aさんの主訴には身体的、社会的、心理的な様々な要素が含まれていたからだろう。一九〇〇年代後半に提唱された初期の健康行動に関する理論は、個人内の心理的要因のみに注目したり、あるいは社会的要因に主に注目したりと、その関心領域が限定される傾向がある。これは、それらの理論が、心理学や社会学といった、それぞれが立脚する学問領域が異なることが関係している。近年では、それらの個別の要因に関する理論を統合し、対象を多角的にとらえた理論が提唱されている。ペンダーのヘルスプロモーションモデルはまさにそれであり、もとより対象を身体、心理、社会のように多角的にとらえることを得意分野としてきた看護学領域の特長が発揮された理論といえる。この症例では、Aさんの自己効力感、身体症状、水泳というモチベーション、そして他者の影響という様々な要素が行動に影響する因子として挙がっていた。そのため、保健師はどれか一つの因子に着目するのではなく、多角的な理論によるアセスメントが必要と考えたのだろう。さらに、Aさんの行動実現においては、人間関係による影響が

[9] Rosenstock, I. M. 1966 Why people use health services. *The Milbank Memorial Fund Quarterly*, 44 (3), 94-127.

大きいと考え、人間関係と健康行動について言及しているヘルスプロモーションモデルに基づいたアセスメントと介入がAさんの問題解決につながると考え、それを実行した。

ここで、本来のヘルスプロモーションは、人々が自らの健康をコントロールし改善できるようにするプロセスとされ[10]、個人のみならず集団が対象となる。しかし、ペンダーのヘルスプロモーションモデルは、その因子が示すように、個人の特性や行動にフォーカスをあてている。そのため、コミュニティや政策といったような、集団を対象としたアプローチへの適応には限界がある。ペンダーのモデルが今後の研究を通して、集団にも適応しうるような発展を遂げたとき、真のヘルスプロモーション理論として確立するだろう。

〔西垣昌和〕

[10] WHO オタワ憲章、1986

6章

全体論とヒューマニティ

6-1 ユニタリ・ヒューマンビーイングズ

——マーサ・ロジャーズ

■互いに変わりゆく環境と人間

ロジャーズ[1]（Martha E. Rogers）は、看護の基礎となる「ユニタリ・ヒューマンビーイングズの科学」を構築した。そこには、一九五〇年代、教育を受けた看護師たちが在宅から病院へと働く場を移すようになり、指導者たちが看護の専門職としてのアイデンティティを確立しようとしていた時代背景がある。ロジャーズは、一九五〇年代後半から一九六〇年代にかけて行われた看護の概念化が看護の技芸（アート）に偏在していたことに限界をみてとり、科学的アプローチによって看護の知識を構造化することを提唱した。ロジャーズは、看護の目的に沿って、人間、環境、そして健康を記述し、体系化することを提唱したのである。[2]

ロジャーズは、看護実践者ならば経験的に身につけている、その人を全体として理解するという構えを、「**ユニタリ・ヒューマンビーイングズ**」として初めて明確に概念化した。[3]ユニタリ・ヒューマンビーイングズとは、「部分に還元不能な全体的存在としての人間」のことである。[4]ロジャーズの看護科学では人間と環境を別々にあると

[1] マーサ・エリザベス・ロジャーズ（1914-1994）

[2] マリンスキー、バレット編／手島恵（監訳）1998『マーサ・ロジャーズの思想——ユニタリ・ヒューマンビーイングズの探究』医学書院 pp.11-17

[3] 高橋照子 2018『看護の地図帖——ナースを護り導く看護理論・看護学入門』ライフサポート社 p.85

[4] マリンスキー、バレット 1998 前掲[2] p.111

考えるのではなく両者をかかわり合う全体として認識しようとすることが特徴的であり、そのようなあり方を表す「**場**（field）」という概念を用いている。人間と環境は「動的」で「無限に広がって」いく「**エネルギーの場**（energy fields）」そのものであり、決して部分に還元されるものではない。人と環境のその動的な相互作用過程ではかかわり合い方の様々な「**パターン**（pattern）」があり、私たちの現実は、その形式が顕在化したものである。[5] 例えるなら、私たちは桜が咲く頃になれば暖かな日差しを浴びてゆったりと散歩を楽しみ、木枯らしが吹く頃になれば身を縮めて家路を急ぐだろう。人間と環境はこうして互いにかかわり合い、そのかかわり合い方は変わっていくのである。

ロジャーズによれば、環境の場と人間の場は関与し合いながら多様に変わっていく。人間だけで物事をコントロールできるわけではなく、人間の場と環境の場はお互いに統合された相互的過程にある。[6] このようなロジャーズの抽象的な概念システムは、宇宙時代の到来まで視野に入れていた。宇宙までを範疇に入れるのは、人間があまり経験していない無重力状態で過ごすことが環境の場との新たな相互作用を生み出し、新たなあり方への「創造性を促す[7]」可能性があるからだ。環境の場において、それまでの標準を超えるようなことが起こった場合、それは個人間の差異を広げ、多様化をもたらす。ロジャーズは、当時の「正常（平均）血圧値」が二〇〜三〇年前に比べて高くなっていることを、それまでの標準からの逸脱として低く評価するよりも、

[5] マリンスキー、バレット 1998 前掲[2] pp. 152–157

[6] マリンスキー、バレット 1998 前掲[2] p. 125

[7] Harger, J. 1986 *Far out idea: Think tank in space*. Chicago: Insight. pp. 64–65.

「加速する進化」と考えるほうが理にかなっていると指摘した。[8] 衣食住の変化に見るように、変わりゆく環境と相互作用する中で、我々の血圧が多様化していったことは「進化」であり、高血圧患者の増加という新たな事態は様々な高血圧治療だけではなく予防策も生みだし発展させた。長い時間を経た進化は、結果的に環境と人間が安定してかかわり合える「創造的ヘルスサービス」を生みだすのだ。

[8] マリンスキー、バレット 1998 前掲 [2] p.159

■糖尿病性合併症を発症した青木さんが産み出した生き方

私は慢性期看護が専門であり、特に長い時間にわたって糖尿病を病む人の経験に関心を持っている。糖尿病の治療は日々の生活を大きく変え、また日々の生活が病状に影響する。治療と生活が密に絡み合い続けるなかに、看護の難しさと面白さが混在しているように感じている。私は、長い時間を捉えるときに有用なロジャーズの看護科学を学びながら、彼女の考え方によって長期的な糖尿病とそのケアを再考できるのではないかと考えた。そこで、ロジャーズの思考を頼りに、糖尿病看護について考え直してみたい。

日本では、第二次世界大戦後の経済成長によって生活が大きく変わった。食事に関しては、従来の穀物、野菜、魚中心の食材から食肉、油脂、牛乳へ味覚の嗜好が変わり、欧米式の美食文化を築いた。さらに、交通手段や機械の進歩により、日本人の活動量は減っていき、次第に糖尿病の罹患者数が増加していった。糖尿病は生活習慣病を代表する疾患となり、現在に至るまで国を挙げた対策がとられている。その甲斐あってか、糖尿病発症者数は横ばいとなり（平成三〇年度国民健康・栄養調査）、昨今では万歩計をつけてウォーキングする人、バランスの取れた食事を意識する人が増えた。テレビやインターネットでは〝健康〟に関する特集や広告を見ない日はないし、街を歩けばいたるところに〝健康〟を謳う看板や店舗がある。現代の日本では〝健康〟志向が高まり続けていると言えそうだ。

このように、第二次世界大戦後に日本人の平均血糖値が上昇して糖尿病患者が増加し、従来の標準から逸脱しないよう国民の生活習慣を是正してきた過程は、ロジャーズが述べる人間と環境との部分に還元できない相互的で動的な関係から考えれば、別の理解ができる。特に、ロジャーズの進化の概念は、現代の糖尿病看護に今までになかった視点を導いている。そこで、糖尿病性合併症を発症して家に閉じこもるようになった青木さん（仮名）から聞いた語りをもとに、人間の側である糖尿病患者に注目しがちな従来の糖尿病看護とは別様のあり方について考えてみたい。ロジャーズ看護科学と照らし合わせたとき、糖尿病が進行していく過程はどのように見えてくるだろうか。

糖尿病歴約十五年の青木さん（女性・七〇歳代）は、買い物に行ったり、掃除をしたりするときに胸部の不快感を覚えるようになった。心筋梗塞と診断され、冠動脈バイパス術を受けたが、術後の回復が遅れてＩＣＵで過ごした時間が長く、手術前のような生活を送ることができなくなった。

このような青木さんの経験は、従来の看護では、以下のように理解されることが一般的だ。糖尿病の慢性合併症である大血管障害を起こし、術後の長期臥床を要因とした筋力低下や日常生活動作（ＡＤＬ）の低下を引き起こした高齢者の事例であると。今後は、加齢とともに、活動量の低下も予測され、糖尿病による合併症が進行する可能性もある。

糖尿病と診断されていても、自覚症状がなかった頃は、長年続けていたスポーツが血糖値を下げるためのちょうどいい運動となっていた。その頃は、仲間とともに大会でいい成績をとることを目指し、暑い日も寒い日も毎日のように練習に通い、鍛錬していた。

他方、冠動脈バイパス後にＩＣＵで動けなくなった青木さんは、ベッドから起き上がること、歩くことに困難さが伴い、一つひとつの動きをゆっくり行うのがやっとであった。いくつものチューブが挿入され、筋力が低下した青木さんにとって、それらの基本的な身動きにも他者の助けを要し、動けば休息を要した。退院後も、胸部にできた傷をかばいながら、少しずつ筋力がついてきた身体でできる家事をすることが精いっぱいであった。スポーツ仲間は練習に誘ってくれていても、胸部の傷があって腕を大きく動かすことは控えなければならないし、しばらく遠ざかっていた青木さんは練習についていけそうになかった。少し歩いてみようとしても、暑さや寒さが身に堪えるようになり、「そんななかで無理することはない」と家のなかで静かに暮らすようになった。

ロジャーズの考え方によれば、青木さんの経過は次のように書き換えられるだろう。青木さんは暑さ寒さにかかわらず毎日のように練習に通って素早い身のこなしを維持し、家に帰っては家事をこなすという軽やかなテンポで刻まれる「パターン」の生活を送っていた。しかし術後は、基本的な身動きに時間とサポートと休息を要したり、日々の天気に合わせざるを得なくなり、ゆっくりとしたテンポで刻まれる「パターン」の生活へと変化した。青木さんを取り囲む環境と青木さんとがかかわり合うユニタリ・ヒューマンビーイングズの場は、手術を挟んで大きく変化した。暑さも寒さも苦にならず仲間と練習に専念できた生活は、暑さや寒さが身に堪えて一人じっと家で過ごす生活へと変化したのだ。

否定的なトーンを帯びた青木さんの経過であるが、ロジャーズの思考をもとに考えればその様相は変わって見えてくる。ロジャーズはこうした変化を、手術後に体力が低下した青木さんによる環境への〝適応〞という静的な事態としてはみなさず、人間と環境とのエネルギー交換という動的な過程としてみなす。青木さんと環境との相互作用によって生まれるエネルギーの場は変化し続ける連続体であり、決して元に戻ることなく進み続ける。ロジャーズはこの変化によい／悪いという価値判断を与えようとはしない。人間と環境との動的な過程であるがゆえに、この変化を青木さんの病状の悪化としてではなく、青木さんと環境との相互作用が「前とは同じではない」という事態として捉えようとしている。そして、手術後にそれまでの活動的な日々から、一転して多くの時間を家で過ごすようになった青木さんの生命過程を進化と表現する。活動的だった青木さんが、スポーツや厳しい天気が堪えるようになった身体を引き受け、無理することなく家で過ごすようになったのは自身の病める身体への創造的な対処なのだ。患う人を取り囲む環境は病状の進行により日々を過ごしづらいものへと変え、その中で人は過ごし方そのものを変えていく。こうした「相互に変えたり変えられたりする過程」を経て、病みつつ環境と調和して生きる進化が起こるのである。

このように青木さんの経験を捉えたとき、慢性疾患の長い経過を理解していくための新たな視点が見出されるだろう。従来の標準的な見方では、加齢とともに糖尿病性合併症を併発し、ＡＤＬが低下していく過程は、〝疾患の悪化〟や〝退化〟といった、できるだけ遅らせるべき事態として理解されている。それゆえに糖尿病とともに暮らす人たちは、合併症――青木さんのように心筋梗塞を起こすだけでなく、脳血管障害、失明や透析治療、下肢切断などのように深刻な病状と治療が起こりうる――を起こさないよう日々の食事・運動・薬物療法などに注意する。また、看護師はその人の自己管理を支援する。そして、不幸にして合併症が起こってしまえば、彼らはそれまでの仕事や役割を縮小し、自分を取り囲む環境を狭めていく。そこには、どこか消極的なニュアンスがあった。しかし、ロジャーズによれば、合併症を起こしたその人であっても、常に自分を取り巻く環境とエネルギー交換をし続ける。つまり、「ユニタリ・ヒューマンビーイングズ」の場であり続けるのだ。糖尿病性合併症によって歩きにくさ、見えにくさ、動きにくさが生じたことは抱えてしまった問題と言うより、それまでの「パターン」を塗り替えて「新たなパターン」を創造するきっかけとなる。「不安定な器官や組織を通じてしか持続することはできない」生命過程のなかで、人間と環境との相互作用により生まれる創造的な思考や対処が「進化」となるのだ。[9]

手術後に変化した青木さんの身体と環境とのかかわり合いは経験のないことゆえに、青木さんは試行錯誤する中でそれまでのやりたいことに専念する生き方から体調に合わせて過ごすという新たな対処を産み出した。この新しい過ごし方は、進行する病いと生きる暮らしに平穏をもたらした。

疾患のコントロールだけに照準を絞るのではなく、青木さんが創出したこの生き方を支えるような糖尿病看護だって必要だ、と私は思う。一個人を超え生態系を想起させる「進化」という表現が用いられていることで、その経験を捉える視野は広がる。糖尿病の合併症を生きることが、よい／悪いという価値観からではなく、その人と環境とのエネルギー交換から生み出される「進化」として理解されたとき、糖尿病看護における実践は、喪失あるいは低下した身体機能の補填ではなく、今のその人と環境

[9] Rogers, M. E. 1970 *An Introduction to the theoretical basis of nursing*. Philadelphia: FA Davis.（ロジャーズ／樋口康子・中西睦子（訳）1979『ロジャーズ看護論』医学書院 p.64）

との相互作用の仕方をより創造的に変えていく「進化」への援助として見えてくる。

■進化としての糖尿病合併症を生きる人への看護

糖尿病は、日々の自己管理によって合併症の進展リスクを下げられるために、患者自身が疾患の進行に責任を感じ取る構造になりがちだ。患者自身だけでなく、医療者も疾患の進展を自己責任化する見方をしがちである。つまり、合併症を起こさない患者には「よい」、起こした患者には「悪い」という価値判断が生まれやすい。

しかし、ロジャーズ看護科学は、心筋梗塞を発症した青木さんに見るように、糖尿病が悪化し全身の血管に起こる合併症を併発した患者へのケアを見直す別様の視点をもたらした。ロジャーズ看護科学に倣えば、糖尿病合併症を生きることはその人の場と環境の場とのエネルギーの相互作用から生み出される「**ユニタリ・ヒューマンビーイングズ**」が「**進化**」する可能性をもつ。糖尿病は、どのような環境にあってもその人の管理が病状のコントロールを左右するという自己完結的な疾患と考えられがちだ。しかし、糖尿病を病む人は環境とかかわりながら相応に変動していく多様な過程を生きているのだ。糖尿病と診断された後も活動的に過ごしていた青木さんは、心筋梗塞を起こし冠動脈バイパス手術後は家で過ごすようになった。それまでは気にも留めなかった天気が、術後は青木さんの活動を左右する。無理のないように日々を静かに暮らしながら、徐々に老いていく。身体の変化に合わせて環境と調和した過ごし方を選ぶ青木さんの様子は、病むこと、老いることに抗わず自然だ。その青木さんのスタイルは、生命の営みを操作する現代医療のもとで見えにくくなっていた、病いや老いという、誰しも迎える変化の生き方を教えてくれている。

私は、青木さんの経験を通じて、病いや老いという私たちの身に起こりうる変化を、環境と相互作用しながら起こっている「進化」として捉えなおすことから看護を始めるよう提案したい。人間は病いや老いによりいろいろなことができなくなっていく。それゆえ、現代医療はこの変化を改善すべきものや回避すべきものとみなして、知識や技術を発展させてきた。そこには病いや老いへの負の価値づけが生じる。しかし、人が生き続ける限りそれらはやってくる。ならば、身体に起こるその変化を「前とは同じではない」事態として引き受け、新しい生き方を創り出していくことをもっと大切に考えたい。特に、糖尿病合併症を発症した人たちが変化に合わせて生きていく姿は、疾患管理の悪さを表すものではなく、目の前の環境と調和する創造的な取り組みの表れなのだと捉えたい。心筋梗塞を起こした人、透析が導入された人、足趾を切断した人、脳梗塞による障害を負った人…彼らは変化した身体でできるＡＤＬを見つけ出し、社会で生きる方法を産み出している。看護師はその創出に立ち会えるのであり、そこで生まれた対処が未来の糖尿病看護や治療、糖尿病を病む人たちの生き方を変えていくかもしれない。それゆえ、糖尿病性合併症を発症した時、「悲嘆の仕事」[10]を支えるという態度だけで看護に臨んでいてはいけない。青木さんが見出した環

［10］福西勇夫・秋本倫子 1999『糖尿病患者への心理学的アプローチ』学習研究社

境に合わせた平穏な生き方に伴走できるような態度、つまり、糖尿病が進行したその人の生き方から生命過程の「進化」をともに見つけ、ともに学ぶことができるような態度で臨む必要がある。そして、病みつつ生きる人たちに創造的な提案ができるようになったとき、糖尿病看護も「進化」しているはずである。

〔細野知子〕

6-2

健康を生きる人間

――ローズマリー・パースィ

■かかわるその人のリズムに同調する

パースィ[1]（Rosemarie R. Parse）はその理論書の冒頭で「人間科学に根ざした看護観を設定することは、自然科学を基盤にした医学をモデルとする伝統的な看護実践とは別の選択の道を明らかにすること」だと述べている。デュケイン大学の看護学部で看護学を学んだパースィは、学生時代から医学系の科目が多いことに疑問を抱き、看護の独自性とは何かを常に問い続けてきた[2]。パースィの看護理論は、看護学を学び始めた頃からの彼女の問いが創り上げたものである。

その理論では、「諸部分の総体である機械論的生物－心理－社会的存在[3]」という医学理論の人間観を退け、「諸部分の総体以上の統一された存在」という看護における人間観を打ち立てた。それは「健康を－生きる－人間」という看護のパラダイムだ。その理論は、**ロジャーズ**の人間についての原理や概念と、**ハイデッガー**[4]、**サルトル**[5]、**メルロ＝ポンティ**[6]らによる実存－現象学的思想からの主要な理念とを統合した新しい概念体系から創り出されている。その看護理論は、「一元的人間が、健康をともに築

［1］ローズマリー・リゾ・パースィ（1940-2016）

［2］高橋照子 2018『看護の地図帖――ナースを護り導く看護理論・看護学入門』ライフサポート社 pp.154-155

［3］パースィ／高橋照子（訳）1985『健康を－生きる－人間――パースィ看護理論』現代社 p.7

［4］Martin Heidegger（1889-1976）ドイツの哲学者。現象学の創始者フッサール、キェルケゴールなどの実存主義に強い影響を受けて独自の存在論哲学を展開した。

［5］Jean-Paul Charles Aymard Sartre（1905-1980）フランスの哲学者、小説家、劇作家。フッサールの現象学、ハイデッガーの存在論の影響を強く受けた。第二次世界大戦後、サルトルの実存主義は世界を席巻し、特にフランスには強い影響力を持った。

いている環境と相互関係をもっていること」を記述しようとする。パースィ理論が依拠する**人間生成論**では、「人間は、天地万物とリズミカルなパターンを共に構成しあいつつ共存している」[7]。そして、「生成とは、多様性を増している天地万物との相互過程によって、人間が絶え間なく変化すること」であり、「人間−天地万物の相互過程を体験しているそれぞれの人間がもつ独自の考え方が、健康」[8]なのである。つまり、「絶えず変化し続ける人間にとっての健康とは、その人の価値観や生き方などが具体的に現れていること」[9]なのである。

こうしたパースィの人間生成理論では、看護師は関わるその人と「**真にともに在る**」ことへと導かれる。それは、「人間――天地万物の過程の縦揺れや左右の揺れや回転に身をおく」ことで、その人の「**リズムに同調**」することでもある。看護師は「不均衡なリズムを静めようとするのではなく」、その人が「生み出したリズムと共に進む」のだ[10]。つまり、「その人たちに寄り添い続け、専門職としての情報提供や意見は述べるけれども、その人たちを尊重し、押しつけたり決めつけたりしない」ことがその人の「リズムに同調」する看護実践とされる[11]。

このように抽象度が高く難解なパースィの理論であるが、私は次のように読んだ。人間は自分を取り囲む環境とともにあり、その環境とかかわり合いながら生きていく。私であれば、大学に出勤して学生に授業をしたり、会議の準備をしたり、研究仲間にメールを送ったり、家に帰って一息ついたりする生活を送っている。こうした生

[6] Maurice Merleau-Ponty（1908-1961）フランスの哲学者。高等師範学校時代に、サルトル、ボーヴォワール、レヴィ＝ストロースらと知り合う。フッサールの現象学に惹きつけられ、知覚の主体である身体から世界を考察する身体論を開拓した。

[7] パースィ／高橋照子、勝野とわ子（訳）2004『パースィ看護理論――人間生成の現象学的探求』医学書院 p.20

[8] パースィ 2004 前掲［7］p.24

[9] 高橋 2018 前掲［2］p.163

[10] パースィ 2004 前掲［7］pp.80-81

[11] 高橋 2018 前掲［2］p.161

の過程はリズミカルで絶えず変化し、人間はその時々の状況において何かしらの選択をして自分らしくいることができたり、できなかったりする。準備して臨んだ仕事がスムーズに進むこともあれば、自分の選択が裏目に出てうまくいかないこともある。家に帰り、温かいお風呂に入ってホッとすることもあれば、家の中が片付いておらずに疲れた身体で片付けをすることもある。このように変化するリズミカルな生のなかで、自分らしくいられるとき、パースィの理論ではその人は健康だという。自分らしさを明言することは難しいが、おそらく、心地よくいられたり、納得していられるとき、私は健康なのではないだろうか。

看護に転ずれば、看護師は、かかわるその人が環境とともにある中で生み出すリズムを矯正するのではなく、そのリズムに合わせることで初めてその人と真にいることができる。そのように寄り添うことができたとき、看護師は病いを患う人の選択を変え得る存在になる。次項では、看護において「真にともに在る」とはどういうことなのかを考えてみたい。そこで、私が読むたびに温かな気持ちになるある論文の一場面を素材にして、この思考を進めよう。

■認知症を患う人が看護学生にあげたアンパンの意味

その人らしくいられることを「健康」とするパースィの看護理論は、医学的モデルに基づく「健康」、つまり、病気がないことを「健康」とする画一的な見方を相対化する。パースィの看護理論により、いったいどんな「健康」が見出されるのか、そのとき看護はどうあるのか。看護学生の実習を通じて〝診る、看ること〟を素描した佐藤登美の論考[12]を借りて考えてみたい。

その高齢者入所施設では、日によって三時になるとおやつが出る。その日のおやつはアンパンふうの菓子パンだった。入所者たちはそのおやつをとても楽しみにしており、配られるや否や、あっという間に平らげてしまう。学生は、入所者たちがパンをのどにつまらせないようにと口元へ急ぐ手を抑えようとするが、その間もないほどの速さである。

車いすに座っている豊岡さん（筆者による仮名・女性）もそのようにしてアンパンをペロッと食べてしまったが、まだアンパンを捜すように、「アンパン、アンパン」と言っている。よく見ると、豊岡さんは、おやつを食べるために外したグローブを手にして「アンパン」と言っている。学生がそれは「アンパン」ではなくて「グローブ」だとやさしく修正すると、今度は首にかけていたエプロンをつまんで「アンパン」と言う。学生は、「ちがう。豊岡さんはもう食べてしまって、ここよ」と、豊岡さんのお腹をさすってみせる。それでも豊岡さんは納得せず、学生にグローブをつきだして、怒ったように「アンパン、アンパン」と繰り返してきかない。とうとう学生は根負けして、「ウン、ウン、アンパン、アンパンね」と返す。すると、豊岡さんは「あんたにあげる。さあおあんなさい（召し上がりなさい）」と言うのだ。学生がキョトンとして

[12] 佐藤登美 1992「〝診る、看ること〟の内なる素描（その２）」『臨床看護』18(2), 246–250

いると、「さあ、あんたもおあんなさい。おいしいから」と繰り返す。そこで学生は、自分にアンパンを食べさせたいがために、豊岡さんがアンパンと何度も言っていたことにハッと気づく。学生は「ウン、ウン、ありがとう」といって、差し出されたグローブを受け取るのである。豊岡さんは、自分の口の周りをペロペロとなめながら、その目がニコニコと安らぐ。学生はグローブを持って俯き、目をこすって泣いている。実習記録には、豊岡さんがアンパンを欲しがっているとばかり思っていたが、自分に食べさせたい一心でグローブが本当のアンパンに見えていたのだろうと書かれていた。

パースィの理論を参照すると、この看護学生の実習場面は次のように理解することができる。グローブをアンパンだと繰り返す豊岡さんに、学生がそうではないことをしきりに伝えるが、豊岡さんは怒ってアンパンだと主張した。学生が仕方なく豊岡さんの主張を受け入れると、豊岡さんの様子は一変し、学生にその〝アンパン〟を差し出した。グローブを「アンパン」と言い続ける豊岡さんの動きを、当初、学生は正そうとしていた。ところが正すことができず、根負けしたところに豊岡さんから再び声がかかり、学生は豊岡さんにとってのグローブが自分に食べさせたいアンパンであったことにハッと気がついた。つじつまが合わないように見えた豊岡さんの行動が自分への気づかいであったことが読み取れた時、その看護学生の豊岡さんへの「リズムへの同調」が生じて学生はその気づかいを受け止めると同時に涙がにじみ出た。豊岡さんは、入所している施設、乗っている車いす、おやつで出てきたアンパン、世話をしてくれる看護学生などとともにあるなかで、学生にも美味しいアンパンをあげたいという思いに駆られていたのだ。自由が少ない施設のなかで、また、疾患や老化による制限ある活動範囲のなかで、患者からの気づかいを看護する側は気づきにくいが、豊岡さんが他者を気づかって過ごす「リズム」に学生が同調した時、豊岡さんにとって幸せな時間が訪れる。豊岡さんは、自分らしい「人間生成」として存在することが可能になる。

■認知症ケアから見つける新たな健康

パースィの看護理論では、看護師は患者にかかわって「その人のコミットメントを変え」、「健康」を変化させる可能性がある存在だと説く。[13]「健康」は患者にとって達成する課題であり、看護師はその人らしく過ごせる「健康」に向かってかかわる。しかし、豊岡さんと看護学生との一コマは、新たな「健康」の存在を教えてくれている。

医療・福祉の現場では、ケア対象者はケアされる存在であり、そうしたケア対象者による他者を気づかいたいというコミットメントは達成しづらい。特に、ケア提供者は、ケア対象者から自分に向けられた気づかいに意識が向きにくい。おそらく認知症であろう豊岡さんをケアしていた学生もそうであった。豊岡さんをケアする側にいる

[13] パースィ 2004 前掲 [7] pp.85-88

学生は、「グローブ」を「アンパン」だと言う豊岡さんの行動を認知症による症状として理解していた。しかし、学生が、豊岡さんから向けられた気づかいに気づき、その気づかいを自分が受け取ったことで豊岡さんが笑顔になったことが見えたとき、学生の側にも、豊岡さんへの申し訳なさと同時に彼女に気づかわれたという幸せが生まれていた。パースィは、「天地万物との相互過程の中で、共に創造された総次元的な体験から選ばれた人間の価値の統合」が「健康」だと定義する。[14] 実習でのこの一コマは、看護学生と豊岡さんが「真に共に在る」ことによって、学生を気づかう豊岡さんの価値が、学生に「アンパン」をあげるという経験として結晶し、豊岡さんが「健康」になった瞬間であった。同時に、豊岡さんを気づかう学生の価値、そして、自覚していなかっただろうが、他者から気づかわれることの価値が、豊岡さんからアンパンを「もらう」という一つの経験としてまとまり、学生も「健康」になった瞬間でもあった。ケア対象者によるケア提供者への気づかいが成立するとき、ケア提供者にもまた「健康」がもたらされうるのである。

豊岡さんの行為のように、認知機能が低下した人によるつじつまの合わない言動は認知症の症状として捉えられてしまう。しかし、その言動は、誰かや何かへの気づかい[15]から生まれているはずだ。とりわけ、その言動がケア提供者への気づかいを意味するとき、ケア対象者の「リズム」に「真にともに在」り、ケア対象者に気づかわれることで、その人のみならず、ケア提供者も「健康」になることができる。患者をケア

［14］ パースィ 2004 前掲［7］p.26

［15］「気づかい」は哲学者ハイデッガーが主著『存在と時間』で論じた、人間（ハイデッガーは個々の人間のことを『現存在』と呼ぶ）の根本的な存在の仕方を表した概念である。ハイデッガーによれば、人間は常にそのつど何かや誰かを気づかうというあり方をしている（榊原哲也 2018「看護に恋した哲学者と読むベナーがわかる！ 腑に落ちる！（第5回）現象学的人間観⑶気づかい／関心」『看護教育』59⑼ p.835）。つまり、豊岡さんが学生を気づかったことも、人間としての根本的なあり方を表している。

対象者として受け身で脆弱な存在に定めてしまっては、ケア提供者はその人たちからの気づかいに気づくことはできない。その状況下での相手からの気づかいに気がつくことができる姿勢が、ケアする／されるという方向性を柔軟に塗り替えて、両者がともに「健康」であることを可能にする。

認知症を患う人のつじつまの合わない行動は、ケア提供者に向けられた気づかいの現われかもしれない。認知症を患うその人がケア提供者を気づかい、私たちがその「リズムに同調」するとき、パースィの看護理論は、患者にとっての「健康」を目指すケアにおいて新たな「健康」のありかを教えてくれる。つまり、看護師は患者の「健康」を支援するという一義的な存在ではなく、看護師もまた気づかわれる人間であって、気づかいを受けることで自分らしくいることができるのであり、その気づかいの成立によって「健康」になれる存在でもあるのだ。認知症を患う人と真にともに在り、私たちを「健康」にしうるその行動に気がつける看護師でいられるとき、ケア対象者に焦点化したパースィの健康観は、ケア提供者の「健康」にまで広がる。このようにしてパースィの看護理論で認知症ケアを捉えなおすならば、ケアの対象者／提供者という立場を超えた新たな「健康」が提言できる。

〔細野知子〕

6-3 拡張する意識としての健康
――マーガレット・ニューマン

■疾患を超えたところにある「健康」

ニューマン[1]（Margaret Newman）はロジャーズのもとで博士論文を書き、その恩師による「健康と病気を同じ連続体の一部であり、二分法的な状態ではない[2]」とする健康観を継承した。ロジャーズの理論が看護学発展のターニングポイントであるなら、ニューマンの理論は看護学の独自性を具体的な形で提示したと言える[3]。

ニューマンは「健康は生命過程の総体である」と唱え、「生命過程、それは健康であり、**意識の拡張**の過程である」と主張する。ニューマンが看護学を志し、こうした健康観からなる看護理論を構築したルーツには、彼女の母親が筋萎縮性側索硬化症[4]（ＡＬＳ）となり、母の動けなくなっていった身体を献身的に世話した経験があると言われている[5]。動けなくなってもニューマンの母親は最後までその人らしく尊厳をもって生きており、ニューマンは母親とともにかけがえのない時間を過ごした。そして、ニューマンは、健康とは疾患がないということではなく、疾患も含みかつそれを超えたこととしての「健康」という概念と看護師のケアを関連させるべきだと述べ

[1] マーガレット・ニューマン（1933-）

[2] 高橋照子 2018『看護の地図帖――ナースを護り導く看護理論・看護学入門』ライフサポート社 p.88

[3] 高橋 2018 前掲［2］p.144

[4] ＡＬＳ（amyotrophic lateral sclerosis）運動神経系が障害を受け、手足・喉・舌などの筋肉や呼吸に必要な筋肉が変性・消失していく原因不明の疾患。一方、体の感覚、視力や聴力、内臓機能などはすべて保たれる。

[5] 高橋 2018 前掲［2］pp.142-143

た。[6]

ロジャーズから直に学んだニューマンは、人間を「統一体」で「変容的」な存在として捉え「健康」の新しい概念を示した。「健康」と「病気」は対極の状態ではない。ニューマンは、身体を修復できるとか修復できないといったものとして機械論的に捉える代わりに、より大きな場につながる力動的なエネルギーの場とみなした。[7]こうした身体を理解するには、ニューマンの「意識」の定義が鍵となる。ニューマンの理論において「意識」とは「**システムの情報交換能力**」であり、その能力は「環境との相互作用の質と量」という点で捉えられる[8]とした。

ニューマンは、その「意識」のわかりやすい例として免疫系システムを説明している。免疫系では、感染症にかかったときに白血球が増加するように、自らの認識しない情報が入ってきたときに、その新しい情報に対処するよう特別に設計された粒子を産生することによって反応する。このような反応が、免疫システムの「意識」なのだという。[9]つまり、あるシステムがあり、そのシステムが、自分の中に入ってきた情報に応じて対処するはたらきを「意識」とみなしている。そのため、ニューマンの使い方では、「意識」には、思考、感情といった一般的に〝意識〟として捉えられることだけでなく、神経系、内分泌系、免疫系、遺伝コードなどのシステムの情報交換能力も含まれている。それゆえ、「人間が意識をもつのではなく、人間が意識なのである」[10]。人生の過程は「意識」が拡張する方向に進化しており、人生の過程そのものは

[6] 高橋 2018 前掲 [2] p.145

[7] ジョージ（編）／南裕子・野嶋佐由美・近藤房恵（訳）2013『看護理論集 ── より高度な看護実践のために（第3版）』日本看護協会出版会 p.396

[8] ニューマンによる「意識」の定義は、物理学者ベントフの人生は拡張する意識の過程であるという見方に大きく依拠している（筒井真優美（編）2015『看護理論家の業績と理論評価』医学書院 p.363）

[9] ニューマン／手島恵（訳）1995『マーガレット・ニューマン看護論 ── 拡張する意識としての健康』医学書院 p.27

[10] ニューマン 1995 前掲 [9] p.27

疾患をも含みこんで「健康」であるとされる。つまり、「健康」とは人間が様々な環境に応じて生きていく「意識の拡張そのもの」[11]なのである。

■突然の脊髄損傷を乗り越えて新しい自分へ

病気／健康という二極化された価値観からではなく、それらを環境と相互に作用しあうシステムのはたらきとして捉えるところから新たな病気・健康の概念を創り出そうと試みたニューマンの看護理論は、病気とともに生きるようになった人びとが否定的な価値観への囚われから解放されていくさまを明るく照らし出す。

ニューマンの看護理論を基にした病いの経験の理解については、がん、冠動脈疾患、HIV／AIDS、慢性閉塞性肺疾患（COPD）[12]など、多くの報告がある。[13]病気になってそれまでどおりに暮らすことができなくなった時、従来の健康至上主義的な見方では、その変化した生活は否定されてしまう。病気とともにある生活を受け入れられなければ人びとは自分の殻に閉じこもるが、そうした停滞が続くことにも耐えられずに人びとは生きる新たな意味を見出すようになる。病者に起こる、そうした思考や感情面の変化も含めてニューマンは理論化した。

病いに苦しむなかで見出した新たな意味を書き留めた闘病記は、ニューマンの視点から解釈すれば病いの経験を理論的に提示することができる。[14]闘病記の理論的な解釈は、病者の苦悩に立ち会う看護師にとって、混沌とした現在を整理したり、苦悩を乗

[11] ニューマン／遠藤恵美子、ニューマン理論・研究・実践研究会（訳）2009『変容を生みだすナースの寄り添い――看護が創りだすちがい』医学書院 p.6

[12] Chronic Obstructive Pulmonary Disease タバコの煙を主とする有害物質を長期に吸入することで生じた肺の炎症性疾患。喫煙習慣を背景に中高年に発症する生活習慣病。

[13] Smith, M. C. 2011 Integrative review of research related to Margaret Newman's theory of health as expanding consciousness. *Nursing Science Quarterly*, 24(3), 256–272

[14] 守屋治代 1999「M・A・ニューマン看護論による病いの体験の意味理解と看護の可能性――闘病記にみる病者の自己変容の理解」『東京女子医科大学看護学部紀要』2, 51–56

り越えられる未来を信じて看護することを助ける。

例えば、私の手元には、不慮の事故で頚髄損傷となり、車いすの生活を送る奥野敦士によるツイッターでのつぶやきを集めた本がある。[15] 私は安全ベルトをつけて車いすに座る奥野が、自由に動かない身体でありながら、独自のスタイルで力強く歌う姿をあるコンサート会場で見て感動し、彼の闘病記とも言えるこの本を手にした。作詞を手がける彼の才能か、苦悩を乗り越えながら生きるときに紡ぎだされる言葉を彼は巧みに並べている。どれも短いフレーズだが、否応なしに私を勇気づけたり、諭したり、慰めたりするのだ。そのように他者に力を与える奥野の闘病記から、ニューマンの看護理論を考えてみよう。

プロのバンドマンであった奥野（二〇二〇年現在五七歳）は、四四歳の時、仕事中に七メートル下のコンクリートの床に転落する事故に見舞われた。どれだけ時間が経ったのかもわからず、気がつくと身内の者たちが彼の顔をのぞき込んでいたという。彼はそこが病院だとわかるまで、「ただ身動きがとれない身体を必死に動かそうとして」いた。奥野は、そのような身体になってから悔しくてよく泣いたそうだ。鼻が痒くてもかくことができない。寝返りを打ちたくても打てない。今までできた身体の動きが「何ひとつできなくなった」ために、悔しくて「歯を食い縛って泣いた」。

しかし、「不思議とそこには絶望じゃなく希望があった」という。奥野は泣き続けながら「元の体に戻りたい」という「希望」を見つけていたのだ。悔し涙を流すうち

[15] 奥野敦士 2012『いろいろあるさ生きてっからね』実業之日本社

に重い障害も前向きに変える「スイッチ」が入り、今の自分を受け入れて生きていこうと考えられるようになっていた。

奥野は、動かなくなった両手に装具をつけて浮かんできた希望をパソコンに入力していった。そこで生まれた日々のつぶやきをツイッターで流すようになると、友人やファンからの返信が来て、「心にあった少しのモヤモヤが楽になって」いったという。また、動かなくなった身体で車いすに乗って病室から出るようになった。ある日、奥野は、たまたま見かけた老夫婦の姿に「何とも微笑ましい光景」をみてとり感動する。目の見えない夫と腰の曲がった妻が、互いの障害を支え合うように腕を組んで散歩する姿に「世界で一番美しい愛の形」を見つける。動けなくなって自分の中に閉じこもっていた奥野は、外の世界に目を向けてツイッターを発信したり、曲を作ったりするようになり、新たな出会いに触れて新しい自分らしさをつくっていった。

そして、このように動けなくなった奥野が装具やツイッター、車いすなどの道具を用いて外の世界とかかわり、環境と相互に作用するシステムを整えていった過程は、変容する人間が環境に応じつつ自分らしく「健康」になっていくストーリーでもあろう。そのストーリーは読者にもプラスのエネルギーを生む。また、奥野が渾身の力を振り絞って歌うステージにもエネルギーを生む。奥野の活動に苦悩の乗り越えをみてとる私たちは、それとの相互作用により自身が抱える苦悩を捉え、奥野のように「意識を拡張」してそれを乗り越えていこうとする力をもらい「健康」になるのだ。看護であれば、突然の受傷で動けなくなった人の苦悩や戸惑いに居合わせるとき、奥野のように新しい自分らしさをつくり「健康」になった人の言葉の存在をそっと伝えることもできるだろう。

■時に疼く苦悩の存在

病気や障害によって陥った混沌から新たな秩序が生まれ、新たな価値を見いだしていくニューマンの一病息災的な考え方は、当人だけでなく、その周りの家族や友人、ケア提供者にも希望を与える。そして、看護師は、混沌からより高次のレベルへと拡張していくその過程に、患者とともに「入り、そこから離れず、それに注意を傾け、それを生きる」のである。病いの経験が苦しい混沌から秩序が生じて安定していく方向にあることは、それを生きる本人にもその人をケアする人たちにも安堵感をもたらし、収まりのいい印象を受ける。例えば、奥野は、次のような言葉をつぶやいている。

泣かない奴が強いわけじゃない。
思い切り泣いた後でも、思い切り笑える奴が本当に強い人間だと思う[16]

こうつぶやくまでの奥野が突然の受傷により動けなくなった苦悩を乗り越えてきた

[16] 奥野 2012 前掲[15] p.22

ことに思いを馳せれば、聞き届けた者はこの言葉の重みに触れて勇気を受け取るだろう。看護においても、疾患や障害を負った人が「思い切り泣いた後」に「思い切り笑える」ようかかわり続け、笑顔が見られた時には手応えを感じるはずだ。

しかし、ニューマンの理論から感じ取るこのような収まりの良さは、疾患や障害を生きる経験を、苦悩からの解放という一義的な意味にとどめる危険性も孕んでいる。実際、奥野はこの本のあとがきで、「まだまだ…自分も、いろいろ問題を抱えています。…正直言って、この書籍はけがをしてから何とか自分を変えたいという一念で書いた言葉ばかりで構成されています。[17]」と記している。それは、どうにもならない問題を抱えた現在の自分がいるからこそ、それを変えたいという未来への強い思いが生じ、これらの言葉が生まれていることを表している。つまり、新たに見つけた意味は行き詰まった生に新しい秩序をもたらすが、それは、混沌とした状態が消え去るということではない。その混沌は、「より高いレベル[18]」での安定を成立させる背景として、後方に退きながらも存在している。そして、毎日の暮らしのふとした瞬間に、背景から前景へと転じることだってある。奥野があとがきで記した「自分も、いろいろ問題を抱えています」というツイッターには載らなかった言葉が、拭い去れない苦悩の存在を示している。

ニューマンは物理・化学者であるイリヤ・プリゴジン[19]の散逸構造[20]の理論を後ろ盾にして、「一見否定的に見えるあらゆる出来事が、例えば疾患が、拡張する意識の過程

[17] 奥野 2012 前掲［15］p. 198

[18] ニューマン 1995 前掲［9］p. 86

[19] Ilya Prigogine（1917–2003）散逸構造理論を確立した業績によって1977年度ノーベル化学賞を受賞した物理化学者。

[20] イリヤ・プリゴジンは、その散逸構造の理論において、あらゆるシステムは、いつもは通常の範囲で揺れ動いているが、ひとたび大きな出来事により揺れが生じると、そのシステムは一見無秩序に見えるほどに乱され、その混乱は、より高次の組織に向かう選択の時点まで続くと主張した（筒井真優美（編）2015『看護理論家の業績と理論評価』医学書院 p. 364）。

の一部である」[21]と主張する。プリゴジンによる、秩序だった揺らぎを失ったシステムが、一見無秩序にも見える自己組織的な動きを始め、より高次のレベルの組織体としてまとまるまで動き続けるという熱力学の体系化から見出された概念が看護理論の基盤となり、病気をも含みこんだ新たな健康観が構築されたことにはおおいに意義があるだろう。他方で、混沌から秩序が誕生し進化するという明瞭な方向性を示すことは、病気や障害を乗り越えて安らぎに至るという理想的なあり方を含みこんでしまい、慢性疾患や障害を生きていく上で、時に疼くどうにもならなさを捉え損ねかねない。ニューマンの看護理論は、混沌/秩序という対照的な概念に混沌から秩序へという方向を与え、そこに「高次のレベル」「拡張」という言葉を用いているために、人びとの経験に照らし合わせるとき、どこか理想的で肯定的なニュアンスを帯びてくる。そのようにありたいという願いは確かに存在するとしても、その願いの背景に消し去れない苦悩があり、時にはその苦悩に覆われてしまいそうになる。実際の慢性化した病いの経過では多相的な現実が生起しているのだ。人間は細胞や組織、様々なシステムから組成されているが、生を経験し意味づける存在でもある。移ろう時間のもと、そのつどの状況で生まれる意味は、今の身体や身を置く今の社会、今を生きる私にとっての過去や未来、今の関心など、多くのことがらとの関係から湧き続け、多相的に更新されてゆく。このように、人間の経験では動き続けるがゆえに捉え難い意味を、熱力学の体系に基づく理論では説明しきれないと考える。

[21] ニューマン 2009 前掲[11] p.8

ニューマンの看護理論によって、既存の相反する健康／病気というものへの考えが、環境と相互作用するシステムを更新する能力で捉えなおされたことは創造的であった。一方、私たち人間は経験を意味づける存在である。ニューマン看護理論を活用する難しさは、細胞、組織から思考、感情レベルにまで及ぶ「システムの情報交換能力」としての「意識」に混沌から秩序へという方向性が組み込まれ、そうあることが暗に価値づけられてしまうことだ。ニューマンの看護理論では見逃してしまう、慢性疾患や障害を生きていく中でふと疼く苦悩の経験にも目を配れる看護を大事にしたい。

（＊注　本論考は、村上優子氏による「外傷により脊髄を損傷した人の経験」（２０１８年度首都大学東京博士論文）から着想を得ている。村上氏には、本章の執筆過程で多くの助言をいただいた。）

〔細野知子〕

7章　生を支える

7−1

リハビリテーションと自己実現

――リディア・ホール

[1] リディア・エロイーズ・ホール（1906–1969）

[2] Loeb Center for Nursing and Rehabilitation

■リフレクションを用いた回復期看護

看護理論家としてのホール[1]（Lydia E. Hall）は少し異色の存在に見える。それは、理論家としての成果を実践の学問である看護学らしく、論文や書籍として世に出すことよりも「病院という実践の場で」現実化させたという特徴にある。ホールは、一九六三年にニューヨークのモンテフィオーレ（Montefiore）病院に看護リハビリテーションセンター[2]をつくり初代理事長となり、自分の理論を実証した。センターの特色は人員配置にも表れている。ホールが理事長となったことからもわかるが、患者が看護を受けるための施設であるため、医師は補佐的な立場であり、看護師がすべて中心的役割を担っている。また、ナースエイド[3]のような立場の者を置かず、**全面的専門看護**[4]を徹底した施設でもある。

ホールの理論は、回復過程にある成人患者に対象を絞っており、シンプルで臨床経験や病院実習の経験のある者にとって馴染みやすいものになっている。まず、人を捉える視点が自然科学ではなく、精神医学や心理学などの理論を背景にしており、特に

[3] 日本では看護補助者の業務について、厚生労働省の診療報酬点数事項に関する通則で次のように記されている。「看護補助者は、看護師長及び看護職員の指導の下に、原則として療養生活上の世話（食事、清潔、排泄、入浴、移動等）、病室内の環境整備やベッドメーキングのほか、病棟内において、看護用品及び消耗品の整理整頓、看護職員が行う書類・伝票の整理及び作成の代行、診療録の準備等の業務を行うこととする。」

[4] 全面的専門看護（Wholly Professional Nursing）。行動科学の教育を受け、患者の全体的ケアを調整し、実施する責任を負うことができる登録看護師によってのみ行うことができる看護を意味する。この概念には、治癒を促すための養生・教育・支持という役割が含まれている。

ロジャーズ[5]（Carl Rogers）のクライエント中心療法から多くを得ている。なかでもホールが大事にしていたのは、「患者は学習過程を通して、その持てる力を最大限に発揮する」というスタンスである。

それを受け、看護における関わりもクライエント中心療法で用いられる**リフレクション**[6]を中心に据え、患者が自分の言葉を明確にし、確認するのを援助する方法を提唱した。理論を実践した場であるセンターでは、一般の病院のような規則やマニュアル、食事の時間、面会時間などは一切ない。規則に患者をあてはめるのではなく、むしろ患者の自律を重んじている。そのため、看護師は個々の患者がそれぞれの目標を設定できるように援助し、共に考え、実現に向けて計画を考え提供することが求められる。患者は、人が定めた目標ではなく、自分自身で定めた目標に向かって努力するときにこそ成果が現れるという理念に基づいた実践である。

ホールの看護理論は、**コア・ケア・キュア**が三つの相互に連関する円を用いて説明される。患者の治療経過時期により、三つの円が大きくなったり、小さくなったり、重なりが変わるというダイナミックなものになっている。それに応じるように看護が占めるウエイトも変わる。特に、急性期を過ぎ回復期にある患者には看護が重要な役割を果たすのであり、それは退院後も見据え、患者が様々な課題に自ら対処できる力をつけられるよう援助することが目指されたものであった。

ホールは、患者は「**身体**（the body）」「**疾患**（the disease）」「**人格**（the person）」

[5] カール・ロジャーズ（1902-1987）アメリカの心理学者であり、クライエント中心療法を提唱し、心理療法を専門分野として確立するのに貢献した。

[6] リフレクションはC・ロジャーズ派のコミュニケーションの方法である。C・ロジャーズの一九四二年の著書『Counseling and Psychotherapy』でリフレクションという心理療法が示されている。主にクライエントの態度、すなわち自身や自身の症状についての考え方を映し出す、非指示的療法がその特徴である。

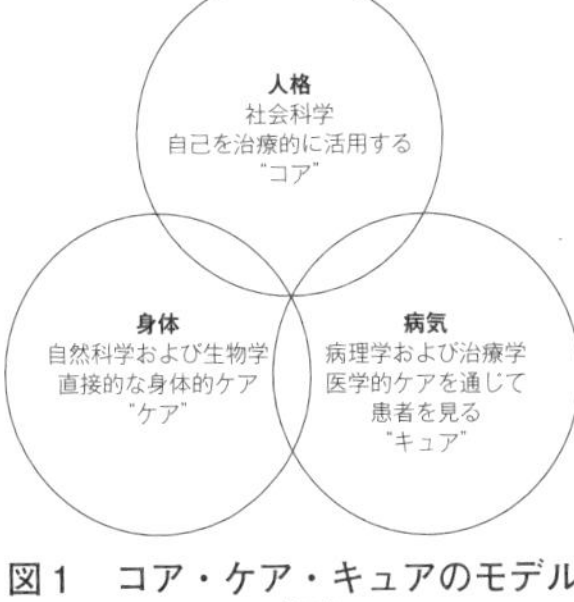

図1　コア・ケア・キュアのモデル
（Hall, 1984[7]）

からなると考え、これらを三つの円の重なりで表現した。まず身体の円があり、その身体を侵す疾患の円、そして二つの円から影響を受ける患者の人格という構成である。身体へは直接的な身体的ケアをする看護の側面としての「ケア」、そして疾患に対しては医学的ケアを通じて患者をみる看護の側面としての「キュア」、最後に人格に対しては看護師自身を治療的に活用する看護の側面としての「コア」を表す。

看護は、三つの円のなかすべてにおいて機能するが、特に急性期を過ぎ「キュア」が減る時期[8]には、「ケア」の比率が大きくなると考えた。「ケア」では、患者に関心を持ち、食事・排泄・入浴など日常生活における援助を行い、患者に安楽を提供することが大事にされている。同時にケアを通して、信頼関係を築くことが「コア」につながっていく。「コア」では、患者が病い経験のなかで発生してくる感情を言葉にして表現できるように、患者の言葉の一部を選び、それを別の表現にして鏡のように患者に投げ返すリフレクションを使い援助することが大事な看護の役割だとされている。患者は自らの感情に気づくことで、自己覚知[9]がもたらされ、さらなる成長につながると考えられている。

[7] Hall, L. 1984 Nursing: What is it? *The Canadian Nurse*, 60(2), 151

[8] 病気の第二期（Second Stage Illness）。ホールは病気の第二期を非急性期的回復期と定義しており、これは学習と、リハビリテーションに適した時期であるとする。この時期は、医学的ケアへのニードが小さく、養生と学習へのニードが大きく、全面的専門看護ケアが最も必要とされる時期であるとしている。

[9] 自己覚知（Self-Awareness）。看護師が患者に到達してほしいと願って努力するところの状態のことで、人は自分の感情をより十分に覚知できればできるほど、行動のコントロールもよくできるようになる。

■傍に居るというリフレクションの形

回復期リハビリテーション病院は、医師・理学療法士・作業療法士・言語療法士・介護福祉士など実に多くの専門家が個々の患者に関わっている。多職種がオーバーラップしながら一人の患者を多角的に見ているため、「看護の専門性とは何か？」と自らに問うてしまうことも多いだろう。現在のリハビリテーション病院では、理学療法士や作業療法士もそれぞれの視点から患者の機能回復を評価する目的もあり、排泄介助や入浴介助などの身体的ケアを部分的に担っている。介護福祉士は上述のような生活援助を主として実施している職種でもあり、身体的ケアは既に看護師だけの特権ではなくなっている。では、リハビリテーション領域において看護は不要なのだろうか。むしろ、多職種がいるからこそ、そこには看護が必要であり、専門的な看護が機能することで患者の回復が促されるのではないだろうか。具体的な事例と共にみていこう。

回復期リハビリテーション病院では、患者が目標とする回復状態と医学的な判断として提示される状態が異なることもしばしばある。脊髄損傷で入院していた七〇歳代の男性患者中井さん（仮名）もその一人だった。[10] 中井さんがリハビリ病院に転院してきた当初は、自力で動くことができず多くの時間を病室で過ごしており、リハビリも床上で短時間の実施が主だった。食事・排泄・移動・体位変換など全ての生活動作に介助が必要であり、看護師や介護福祉士が傍にいて何らかのケアをしていることが多かった。それが、約二ヶ月の訓練を経て、車いすを使って自由に移動できるようになり、食事やトイレも時間はかかるが一人でできるまでに回復していた。

中井さんの機能回復はゆっくりとだが着実に進んでいた。他方で、リハビリのゴー

［10］ 坂井志織 2019『しびれている身体で生きる』日本看護協会出版会

ルをどこに設定するかについては、中井さんと医療者の間で意見の対立が生じていた。まず、中井さんは車いす中心の生活ではなく、杖歩行を強く希望していた。しかし、首から下全身に麻痺が強く出ていた中井さんにとって、それは容易なことではなかった。杖を掴むことにも大きな努力を要していた。医療者からみると大きすぎる目標であり、中井さんが現実を受け入れられていないように見えたのだろう。医師から出されるリハビリのオーダーでも、歩くための訓練は少なく、生活動作における立位を安定して取れる状態になることを目指した内容になっていた。また、杖歩行の訓練もなされていたが、使用されていた杖が前腕固定型で手と腕で体重を支える形状であり、中井さんの希望する手だけで体を支えるタイプのものではなかった。

このような経緯があり、訓練中に実施する内容について中井さんはセラピストと議論になり、訓練が中断することもあった。中井さんは「自宅に帰ったら、家の周りを散歩したいから普通の杖を使った訓練をしたい」と言い、セラピストは、体を安全に支えるには、今使っている腕全体で体重を支えられる杖が中井さんにはベストだから、これを使ってほしいと説得する。すると、中井さんは自分の身体のことは自分がよくわかっているから、今の杖だとかえって危ないのだと言い、一歩も譲らない。この時期に、看護研究の調査者という立場で中井さんの傍にいることが多かった私（筆者）は、中井さんから次第に色んな話を聞くようになっていった。当初は全く動けず、同じ姿勢でいるしかないため体が痛くなり、夜もほとんど眠れなかったこと、訓練により車いすで自由に動けるようになり、靴下も自分で履けるようになったこと、食事や歯磨きも柄を太くした自助具を使えば一人でできるようになったこと。一方で、歩行についての思いが伝わらず、セラピストや主治医との関係が難しくなっていること、希望している訓練ができない苦悩なども語られた。中井さんの退院について具体的な日にちが決まってくると、訓練中にもそばに来るようにと呼ばれるようになった。ある日の訓練中、中井さんは、リハビリを受けたことでここまで動けるようになったことを語り、しばらく間を置き、「この先どうなるのかわからない…。不安だよね」と口にした。私は「不安ですよね」と返事をしながら、中井さんの顔をみると目にもうっすら涙のようなものが見えた。強気で意見することの多かった中井さんが初めて見せた姿であった。

回復期リハビリテーション病院を退院し自宅に帰った中井さんは、数年たった今も別の病院の外来リハビリに通い、杖歩行を目指して頑張っている。回復期のように劇的に身体機能が改善しているわけではないが、緩やかに機能回復しているように感じていると中井さんは語る。また、やりたいことをやらせてもらっていることがいいんだと、穏やかな口調で話していた。

ホールの理論では、リフレクションを用いることがポイントとして挙げられている。他方で、どの看護師でも等しくリフレクションができるわけではないことが、その理論の限界として指摘されている。心理療法としてのリフレクションをイメージすると、その実施は難しいように思われるが、看護におけるそれは「患者に関心を寄せ、傍に居るという」実践に置き換えられると考えられないだろうか。そこで生まれる患者と看護師のコミュニケーションは、モノローグ（独白）ではなくダイアローグ（対話）であり、相手の発話に触発され互いに言葉を交わしている。そのダイアローグ（対話）に自然とリフレクションが含まれているのが、看護現場でのコミュニケーションではないだろうか。

また、リハビリテーションという多職種が協働する実践において、看護が果たす役割が多い「ケア」「コア」により、患者の「自己覚知」が促されることもわかる。中井さんで言えば、脊髄損傷急性期からのキュアの経過を把握できることであり、寝返りも打てなかった頃に頻繁に援助を行っていたケアであり、そこから生まれていた様々な感情を受け止め、ともに気持ちを整理するコアへの働きかけであった。いわば、どの円にも横断的に等しく関わることが、看護師にはできるのである。多くの職種が関わる場面では、役割分担によって、看護は一見すると存在価値をなくしてしまうようにも思われる。だが、専門家が多く関わるからこそ、それをベースで支える看護が意味を持ってくる。リハビリテーションでは回復を目指して、患者は常に目標を設定され、回復を評価される。だが中井さんの例のように医療者の設定する目標と、患者自身が目指す目標とに差があり、お互い共通の目標を設定することが難しい場合もある。そこではいったん、目標や評価という視点を棚上げし、患者が一人の人格を備えた人として再度立ち上がり成長できるように、気持ちを吐露する場として看護が機能することが、患者の回復を支える土台となるのではないか。ホールの理論と照らし合わせることにより、多職種協働時代における看護の意義を再確認することができる。

■看護中心医療の実現に向けて

ホールの理論では回復期の成人患者が念頭におかれている。この点については、回復期以外の時期や、小児や家族看護、地域保健等が含まれておらず、適用範囲がかなり限定されていることが、理論の一般化を難しくさせていると指摘されている。果たして、ホールの理論は回復期にしか用いることができないのだろうか。

昨今、入院期間の短縮化のため、手術を受ける多くの患者は手術前日に入院し、慌ただしく術前の検査や処置といったノルマをこなすように過ごし、手術当日を迎える。術式も侵襲が少ない方法が主流になりつつあり、入院期間が短縮されている。結果的に患者は、急性期～亜急性期のうちに自宅に帰ることになる。そのため、自宅での過ごし方や術後の留意点といった回復期～慢性期に必要になることが、時に手術前から指導されはじめ、術後数日経ち痛みが軽減したらすぐに本格的な指導がなされる。

そこでいつも感じさせられるのは、現代の医療現場における、急性期と回復期の境目の曖昧さ、つまり同時発生的に多くのことが短期間に凝集しているということだ。それは、コア・ケア・キュアが同時に展開される必要性を示しており、一週間も入院していない患者に対しての看護のあり方が問われているともいえる。キュアとケアが分かち難い形で展開されるからこそ、コアへの働きかけも同時に成り立つような実践が現代では必要とされている。

そして、次に求められているのは既になされている看護実践の理論との対話であり、それによる言語化であろう。ホールの理論は限定された形で提示されているが、そこで大事にされていたのは、看護実践における軸となる思想である。いかに看護を捉え、何を目指した看護をするのか。それは、回復期に限らず多様な実践で我々の思考を整理することを可能にすると思われる。

ホールの看護リハビリテーションセンターでは、患者の満足度も増し、入院期間も短くなり、かつ看護師の満足度も高めていることが示されている。看護学が真に学問として自立し、実践においても看護の専門性や独自性が確立したとき、ホールが挑戦したような看護中心の医療が、ここ日本においても実現すると、医療が新しいステージを迎えるのではないだろうか。それに向けては、特定行為のような医療の譲り渡しではなく、看護師としての実践を明確化していき、社会全体に伝わるようにしていくことが、次世代に求められているだろう。

〔坂井志織〕

7-2

回復のためのセルフケア

——ドロセア・オレム

■セルフケアという視点から看護を捉える

ドロセア・オレム[1]（Dorothea E. Orem）は世界的に著名な看護理論家のひとりである。オレムと言えば「セルフケア」という単語がすぐに頭に浮かんでくるほどであり、日本でも看護基礎教育から紹介されている。オレムは、手術室・小児・成人外科病棟等の臨床経験を積んだのち、合衆国保健教育福祉省でカリキュラムコンサルタントの職に就いた。この経験から、看護についての学術的探求が深まり、一九七一年に看護の概念とセルフケア不足看護理論について『*Nursing: Concepts of Practice*』[2]を出版し、以降二〇〇一年の第六版に至るまで改訂を積み重ねてきた。初版では個人に焦点があてられていたが、一九八〇年の第二版では複数の人々へと、一九九五年の第五版ではコミュニティへと拡大されている。そこには三〇年という時間の流れとともに、社会の変化に応じて看護に求められている実践も広がっていることが見て取れる。

オレムが提唱した**セルフケア不足看護理論**（SCDNT：Self-Care Deficit Nursing

[1] ドロセア・E・オレム（1914-2007）

[2] Orem, D. E. 2001 *Nursing: Concepts of practice* (6th ed.). St. Louis: Mosby.（オレム／小野寺杜紀（訳）2005『オレム看護論——看護実践における基本概念（第4版）』医学書院）

Theory）は三つの理論、**セルフケア理論**（theory of self-care）、**セルフケア不足理論**（theory of self-care deficit）、**看護システム理論**（theory of nursing systems）からなり、以下の六つの中心概念が含まれている（図1）。

セルフケア（self-care）：自分自身のために生命や健康、安寧を維持するために行う行動。

セルフケア・エージェンシー（self-care agency）：セルフケア能力。セルフケアに関する人間の能力。

治療的セルフケアデマンド（therapeutic self-care demand）：個人のセルフケアに必要なものがわかり、それを充足するために、特定の時期や時間帯に求められるケア活動。

セルフケア不足（self-care deficit）：治療的セルフケアデマンドがセルフケア・エージェンシーを超え、治療的セルフケアデマンドを充足できない状態。

看護エージェンシー（nursing agency 看護力）：看護師が身につけ発展させてきた、効果的な看護実践を行うための能力。

看護システム（nursing system）：患者のセルフケア要件[3]を満たすために、看護師と患者が行うものであり、看護師の関わり方に応じて三つに分類[4]されている。

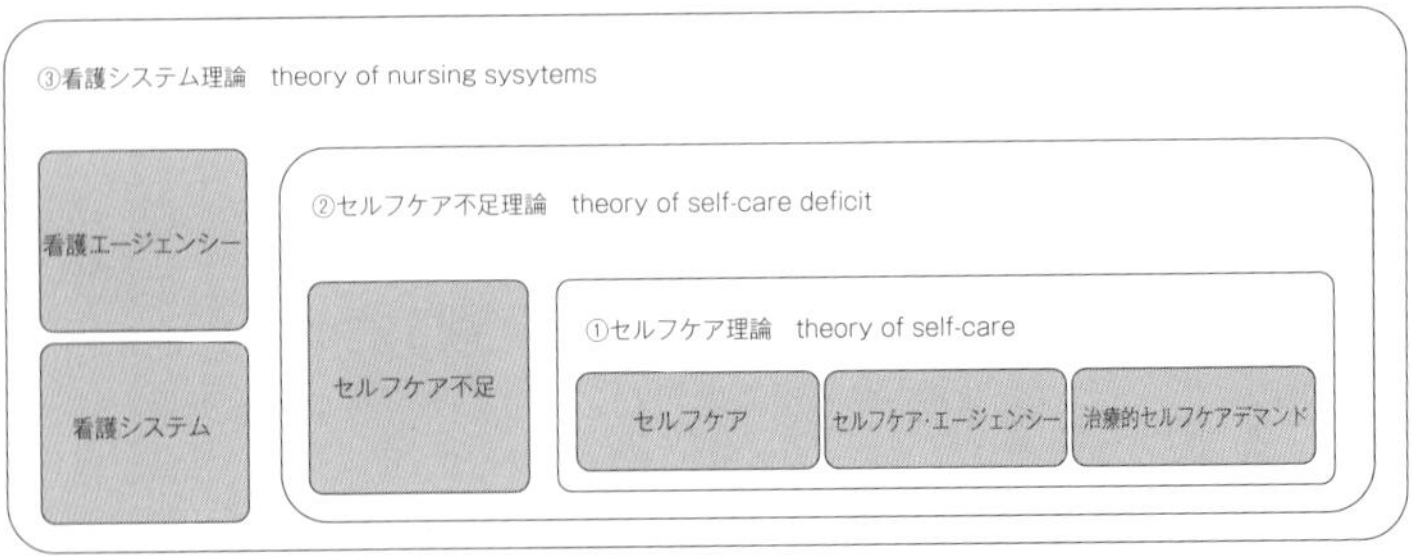

図1　看護のセルフケア不足看護理論（SCDNT）の理論構成（著者作成）

「セルフケア理論」においてはセルフケアの定義を行い、「セルフケア不足理論」では、個人において、いつ、どのようなセルフケア行動が、どのような理由で必要になるのかを判断し、援助するために、どのタイミングで看護が必要とされるのかを具体的に示していることが特徴である。例えば、健康診断でがんが発見され、これから手術を行う予定の患者には、術前に患者が取り組まなければならない禁煙や呼吸訓練といったセルフケア行動について、外来等で指導されるだろう。術直後には合併症予防のために、早期離床に患者は取り組む必要があり、それを手術前から説明し、手術後には一緒に付き添いながら離床を行う。さらに患者が退院後に自宅でどのようなことに留意し生活しなければならないのかを、看護師は入院中に伝え、患者が実践できることを確認して退院を迎えるようにする。このように、ある一つの疾患を取ってみても、時期や治療内容、患者の個別性に応じて、求められるセルフケア行動は多岐に亘る。それを見極め、いつどのような看護を実践するかを示すのがセルフケア不足理論である。そして、「看護システム理論」において、看護師・患者がセルフケア・ニードにどのように対応するのか概要が述べられている（図2）。例えば、先のがんの手術前の場面では、支持‐教育的な関わりが中心となり、看護師は禁煙の必要性や、術後に備えた呼吸訓練の具体的な方法を指導し、患者はそれを理解し行動に移し、セルフケアを達成することになる。三つの理論はセルフケア理論が中核として位置づけられ、それを内包するようにセルフケア不足理論があり、二つの理論を看護システム理

［3］セルフケア要件（self-care requisites）は、セルフケア行動が生じる理由であり、3つのカテゴリー（普遍的セルフケア要件・発達的セルフケア要件・健康逸脱に対するセルフケア要件）に分けられる。オレム 2005 前掲［2］p.45, pp.209–225

［4］全代償的看護システム（wholly compensatory nursing system）、一部代償的看護システム（partly compensatory nursing system）、支持‐教育的システム（supportive-educative system）オレム 2005 前掲［2］pp.320–326

論が内包する構造になっている。

オレムの理論には耳慣れない用語が登場し、複雑に見えるかもしれないが、実践をイメージしてみると理解が進む。まず、セルフケアは「個人が生命、健康、および安寧を維持するために自分自身で開始し、遂行する諸活動の実践である。[5]」とされ、それを実行する能力がセルフケア・エージェンシー[6]である。また疾患によって生じてくるのが、治療的セルフケアデマンドである。そして、患者が看護援助を必要としているかどうかを判断するには、セルフケア不足か否かをアセスメントする必要がある。セルフケア不足とは、セルフケア・エージェンシーと治療的セルフケア・デマンドとの関係であり後者が大きくなった時に生じる状態である。不足があるときに、看護エージェンシーが不足を補うために関わることが求められる。オレムが、看護師ではなくあえて看護エージェンシーとしているのは、教育された看護師が備えている発達した能力をもった存在であり、この能力を使うことで、患者の生命・健康・安寧に寄与する看護の目的達成に向けての行為が生み出されるとしているからである。

[5] オレム 2005 前掲 [2] p.42

[6] オレム 2005 前掲 [2] p.236
セルフケア・エージェンシーとは、「生命過程を調整し、人間の構造と機能の統合性及び人間的発達を維持、増進し、安寧を促進するセルフケアに対する個人の継続的な要求を充足するための複合的・後天的な能力である」と定義づけられている。

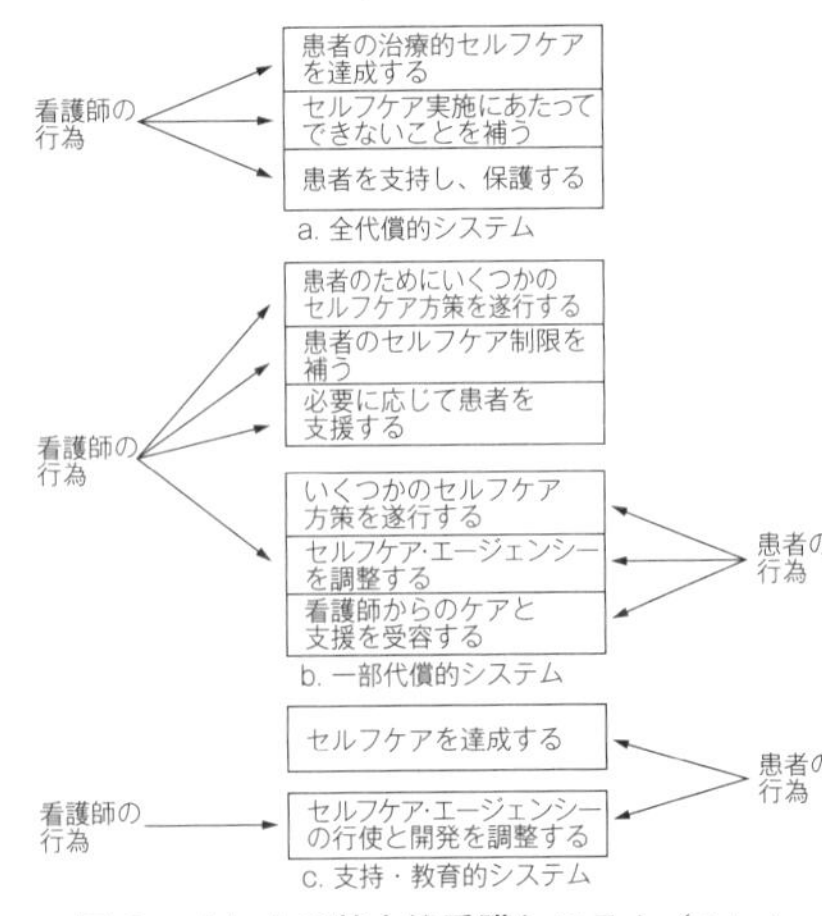

図2 オレムの基本的看護システム（オレム, 2005, p.321）© 2001 Orem,D.

■様々なセルフケアのあり方

一般的にがん患者のセルフケア能力は非常に高い。四〇歳代後半の女性寺田さん（仮名）は、乳がんの手術を受け、術後に外来で化学療法を継続的に受けていた。化学療法には副作用があり、薬剤の種類や投与量、投与からの時期に応じて様々な症状が出現する。患者らは副作用が出現する時期を自宅で過ごすため、症状の予防も含めたケアを自ら行う必要がある。もちろん、医療者から治療前に副作用対策が伝えられるが、患者間での様々な情報が共有されていることも、がん患者のセルフケア能力を高めていた。寺田さんは、手術のため入院した大部屋で同時期に入院していた同じ疾患の人と、退院後もＳＮＳを介して繋がっており、互いの治療経過を伝え合い、副作用対策などを相互発信していた。いわゆるがん友達なのだという。

化学療法の副作用の一つに爪囲炎がある。これは爪がもろくなり、割れたり剥がれたりしてしまう症状で、女性にとっては家事もしづらく、見た目も大きく変わるため悩みの種となる。寺田さんは当初医療者から勧められた爪を割れにくくするための医療用ベースコートを購入した。しかし、日々使うには高価であり、治療にもお金がかかるため、継続的に購入することが躊躇われた。そんな時に、寺田さんは〝がん友〟から、百円ショップの付け爪を自分の爪のカバーとして使えることを教えてもらった。試しにつけてみると爪が割れにくくなり、かつ見た目の変化もわかりにくくなった。そのままお風呂にも入ることができ、取れたら付け直すこともできるところが気に入っているのだという。医療用ベースコートに比べると、経済的負担も少なく継続しやすいため、百円付け爪を以来ずっと愛用していた。

がん患者と対照的なのが、神経筋難病の患者である。彼らの多くは、長期療養施設に入所している。多くの患者は進行性疾患のため、入院時に車いすで自由に動けていても、五年、一〇年、二〇年と月日が経つうちに、徐々に身体機能が低下し、電動車いすになり、やがてベッド上で一日を過ごす時間が長くなっていく。患者らは、自らのからだで唯一かすかに動かせる指などを使いながら、ナースコールを押したり、電動車いすを操作したりしている。当然ながら、日常生活のすべてに援助が必要となる。

神経筋難病と診断されてから五〇年以上経過した田原さん（仮名）は、今では動くのは親指だけで数十グラムのレバー操作が限界だという。そのため、日常生活には全ての面において人の手が必要になる。田原さんの一日は、朝四時に起きて、七時に食事、八時に排泄、十時に車いす乗車と決まっているのだという。いつ、何をするかを田原さんだけで決めることはできず、多くの人手がいる車いす移乗などは日中でスタッフが多くいる時間帯に限られている。つまり、田原さんの生活のリズムは病院の勤務体制とセットにならざるを得ないのである。長期療養患者を在宅へ移行する流れにある昨今においては、上述のような様子は不自由な生活を強いられ、受け身的に過ごしているように見えるだろう。実際、自分では動かせない身体を動かしてもらう必要がある生活動作に関しては受け身でいること、すなわち療養の場のマンパワーのバランスに合わせることを選択的に選び取っているのだろう。

他方で、生きる主体としての田原さんが活発に動く側面もある。例えば、田原さんは展覧会や四季折々の風景を観賞することを趣味にしていた。病院から電車などで片道二時間以上もかかるところへは、電動車いすでの移動が基本となる田原さんは一人で目的地に行くことはできない。田原さんは「何かやりたいことがあったら何をするか考えますよね。そこをうまく理学療法士・作業療法士を動かしてもらうとか、看護師さんを動かすとか、そういうあれでいくとうまくいきますよね[7]」と、前もって動作をリハビリスタッフと練習したり、ヘルパーを手配したり、予定の日に体調を崩さないように日々の健康管理をより厳重にするなど、数週間前から綿密に準備を整え、外出を実現させていた。そこには、コーディネートする主体として周囲の人々を能動的に動かすことをしていた田原さんが存在していた。

ここから見えてきたのは、理学療法士・作業療法士、看護師や介護福祉士、家族など多様な他者を自己に含みこんだ田原さんのセルフである。日常生活においても同様の側面が見受けられる。例えば、床上での排泄ケア。患者自らが、便器に自分のからだをいい具合に微調整していくことはできない。そのため、便器をどこにどのように置き、からだにあてるかはケアする側に伝え、実施してもらわねばならない。そこには、単なる受け身というよりも、むしろケアに携わるものをいかに自分の身体として

[7] 「慢性化・多様化・複雑化する病い経験を捉える新しい概念生成に向けての現象学的研究」、2017年度首都大学東京傾斜的研究費（代表：坂井志織）

組み込めるかという、コンダクターのような側面もあった。田原さんはいわば、援助を受ける側でもあり、援助を組み立てる側でもあるのだ。

寺田さんのようながん患者は、手術や化学療法など多様な治療に伴い、長期にわたり生じる様々な症状に対処する必要がある。つまり、必要となるケア活動である「セルフケア・デマンド」が多いと言える。他方で、それに応じていくだけのセルフケア能力である「セルフケア・エージェンシー」も高い。オレムの理論では、「セルフケア・エージェンシー」「セルフケア・デマンド」という不均衡が生じ、その不足を看護力である「看護エージェンシー」の介入によって解消するとしている。だが、寺田さんのケースのように、外来治療が主となる場合、「看護エージェンシー」が介入できる範囲は物理的にも時間的にも限られている。

加えて寺田さんのように、ピアサポートが自然発生的に生じている場においては、ある部分についてはピアの方が経験者として有益な関わりができているのかもしれない。オレムが唱えた「看護エージェンシー」、すなわち看護師として教育された人々がもつ能力は時代と共に常に流動的になっていくと考えられる。がん患者への関わりにおいては、正しい情報の基に、正確にセルフケアができているのかというマネジメントの視点が大きくなってくる。その時々に応じた新しい「看護エージェンシー」の能力を、患者のセルフケアのアセスメントと共に、自らの能力のアセスメントへも課していくことが、求められている時代になってきたのではないだろうか。

■〝セルフ〟という概念の拡張

神経筋難病患者は一見すると症状の進行によりセルフケア能力の低下や、ケア・デマンドの増加に伴うセルフケア不足がどんどん拡大していくように思われる。そして、その不足に対し看護エージェンシーとして、ケアを調整し、ニーズを充足しているという関係性になる。そのような関係において、患者らは常に他者から援助を受ける側になり、看護はその対置にある援助をする側となる。これは上下関係へとつながり、むしろ患者のセルフという存在を脅かす危険性を孕んでいる。だが、前記の田原さんは物理的には援助を受ける側であっても、どんなケアをどのように受けるのかを主体的に選び取って交渉していた。つまり、援助を受ける側でもあり、決める側でもあるというセルフケアの主体であった。

神経筋難病のように進行性の病いを生きる人々から見えてきたのは、既存の不等号で表現されるセルフケア不足とは異なるものであった。疾患の進行によるセルフケア・エージェントの身体面での低下が、他者から援助を受けるというだけにとどまらず、他者の身体を組み込んだセルフケアの再構築につながっていた。このようにとらえることで、真にその人の身体状況に応じたセルフというあり方を、患者本人も医療者も共有することができるとしたならば、新しいセルフケアのあり方を、実践を通して創り出していくことにつながるだろう。

〔坂井志織〕

7-3

ヘルスケアニードとしてのコンフォート

――キャサリン・コルカバ

■コンフォートを生み出す看護

コンフォート理論[1]はキャサリン・コルカバ[2]（Katharine Kolcaba）によって開発された、新しい中範囲理論である。コンフォート理論は、病気の有無や年齢、居住国を問わず人が生きる上で重要なコンフォートという概念を中心に据えている。コルカバはコンフォートを、「複雑で個別的、ホリスティックな概念[3]」だと言う。

なぜコルカバは、このテーマに取り組んだのか。その理由は、コルカバの臨床経験にある。コルカバは、高齢者看護、特に認知症病棟で主任看護師を務めていた。その中で大事にしていた看護実践が、認知症を患う療養者にとっての正常な状態であり、看護師としてこうあってほしいと望んでいる姿を実現するための実践であった。その実践活動を記述しようとしたが、既存の認知症ケアに関する専門用語[4]だけでは適切に表現できないと感じ、思案をしていた。夫であり哲学者のレイ・コルカバと議論していた時に、「コンフォート（comfort）」という言葉が思い浮かび[5]、それが入り口となりコンフォート理論の開発につながった。

［1］ Kolcaba, K. 2003 *Comfort theory and practice : A vision for holistic health care and research.* New York: Springer Publishing.（コルカバ／川崎由理・高橋香代子・丸谷美紀（訳）2008『コルカバコンフォート理論――理論の開発過程と実践への適用』医学書院）

［2］ キャサリン・コルカバ(1944-)

［3］ コルカバ 2008 前掲［1］p.1

［4］ コルカバは、認知症ケアについて、これまでは既存の概念である障害の助長(excess disability)・促進的環境(facilitative environment)・至適機能（optimum function）という点から多くの議論がされていたと述べる。

［5］ Kolcaba 2003 前掲［1］p.4 コンフォートという言葉は、コルカバが当時関わっていた入所者たちに多くの時間をそのように過ごしてほしいと願う状態であった。またコンフォート自体が、リラックスや健康、平和、そして個別性に配慮した状態を表現できており、ふさわしい言葉だと感じた。

コンフォートは一見すると、とても身近に感じる言葉である。日本語では「安楽」と訳されることが多く、「身体的・精神的に苦痛がなく、快適な状態。居心地の良さ、不自由でないこと、気楽なこと、苦悩や不安がないこと。[6]」と定義づけられる。一方で、英語の語源をたどると、力づけや激励といった、「安楽」には含まれていない他者との関係の中で生じる意味合いを含んでもいる。[7]ここがコンフォート理論のポイントである。

コルカバのコンフォート理論でもこの点が強調され、「コンフォートとは、緩和、安心、超越に対するニードが、経験の四つのコンテクスト（身体的、サイコスピリット的、社会文化的、環境的）において満たされることにより、自分が強化されているという即自的な経験である。[8]」と定義されている。この定義は、**「コンフォートの分類的構造」**としてマトリックス状に図示（図1）され、タテには四つのコンテクスト（文脈）、横には三つのニードがおかれ、計十二に分類される。[9]この十二の視点を念頭におくことで、看護師がホリスティックに患者のコンフォートを捉え、ケアすることを狙っている。

[6] 和田攻・南裕子・小峰光博（総編集）2002『看護大事典』医学書院 p.103

	緩和	安心	超越
身体的			
サイコスピリット的			
環境的			
社会文化的			

図1　コンフォートの分類的構造（Kolcaba & Fisher. 1996[10]を改変）

コンフォートのタイプ

「緩和」：コンフォートニードが満たされた状態。

「安心」：平穏あるいは満足した状態。

「超越」：問題あるいは疼痛を克服した状態。[11]

これらの関係は優劣ではなく、患者の状態に即して考えられる。例えば、脳血管障害や脊髄損傷患者のリハビリテーションのように、「緩和」や「安心」が達成されづらい状況も想定される。その場合であっても、患者が大事にしてきたことができるように辛い状況を超えることを目指し、患者が不安を乗り越えられるよう励まして、コンフォートを与えることができると考える。

コンフォートが生じるコンテクスト（文脈）

「身体的」：身体感覚に関係するもの。

「サイコスピリット的」：自尊心、自己概念、セクシャリティ、人生の意味など自己の内的認識に関するものであり、高次の秩序や存在と関係するものである。

「環境的」：周囲の状態や条件、外的影響に関係するもの。

「社会文化的」：対人関係、家族関係、社会的関係に関するもの。[12]

このように十二マスに分けている図式などを見ると、まるでひとりの経験をバラバラにしているように思われる。しかし、多面的で複合的な存在である人間を理解する

[7] コルカバ 2008 前掲［1］p.7
[8] コルカバ 2008 前掲［1］p.14
[9] コルカバ 2008 前掲［1］p.15
[10] Kolcaba, K., & Fisher, E. 1996 A holistic perspective on comfort care as an advance directive. *Critical Care Nursing Quarterly*, 18(4), 66-76.
[11] コルカバ 2008 前掲［1］p.9
[12] コルカバ 2008 前掲［1］pp.10-14

には、整理するフレームが必要である。それがこの分類である。ホリスティックなコンフォートの内容を視覚化することで、課題をクリアにしたり、チームとして共有することができる。

この分類構造は、コンフォートの特性として挙げられる次の三点を説明することにもつながる。

⑴コンフォートはヘルスケアに必要不可欠なアウトカム（結果）である。それは患者に焦点をあてており、看護師のコンフォートについて述べているのではないが、患者を効果的にコンフォートにしているとわかった看護師のコンフォートは、多くの場合高められる。

⑵コンフォートはホリスティックで複合的な状態であり、ケアの受け手はコンフォートの各側面を同時に知覚する。

⑶コンフォートの側面は相互に関係しているので、それぞれを特化させる方法で側面を限定したり測定することは、時間の浪費と不正確な結果を引き起こす。ケアのパターンは、患者のコンフォートニードが四つのコンテクストの中で直観的にアセスメントされることによって確実なものになる。[13]

［13］　コルカバ 2008 前掲［1］p.16

■力づけのコンフォート

六〇歳代後半の独身女性佐藤さん（仮名）は、くも膜下出血で倒れて救急搬送され、緊急手術を受けた。術後の回復も良好で、運動麻痺や高次脳機能障害もなく急性期を脱した。病棟では、トイレも独歩・介助なしでできており、日常生活についての援助はほとんど必要ない状態であった。術後、佐藤さんは自宅退院に向けて毎日リハビリを開始することになった。病棟で歩いていた佐藤さんだったが、本人の強い希望で移動は車いすとなり、その日の受け持ち看護師がリハビリ室まで送り迎えをしていた。

リハビリ開始から数日後、私（筆者）は佐藤さんの受け持ちになった。病棟ではしっかり歩けており、リハビリの記録でも問題なしだったので、歩いてリハビリ室まで行くことを提案した。佐藤さんは「怖い」と言い、車いすで行くことを希望したが、一緒にリハビリ室まで歩いていくからと説得し、その日は付き添い歩行で往復することができた。看護師に背中を押され、少しずつ自立していた佐藤さんだったが、リハビリ以外の時間はほぼベッド上で横になって過ごしており、進んで活動量を増やす様子はなかった。

そんな時、再度私がその日の受け持ち看護師となった。私は、いまだにリハビリ室まで付き添い歩行をしていることを知り驚き、佐藤さんにもう大丈夫だから一人で行ってみないかと提案した。ところが、佐藤さんは一人で行くなんて「怖い」から、絶対に嫌だと泣き出しそうな雰囲気で感情的になり拒否をした。いつまでも病院にいるわけではないのに、このままずっと付き添っていては何も解決しない。いつも何かあると「怖いから」と佐藤さんは言うが何が具体的に怖いのかは言わなかった。佐藤さんが自立し、自宅に帰るには、この「怖い」をなんとかしなければいけないと考え、まず「小さなできた」を繰り返し、自信をつけてもらうしかないと思った。怖いから一人ではリハビリ室に行かないと言い張る佐藤さんに対して、リハビリ開始時間も迫っていたため、付き添いながらエレベーターホールに向かって歩き出した。エレベーターを待っている間も私は、「佐藤さんは一人で往復できる力がついているから大丈夫」と励ましていた。エレベーターが来て、中に他の患者さんも大勢乗っていた。佐藤さんは「怖い、一人で行きたくない」と言うが、私は佐藤さんだけを一人エレベーターに乗せた。私に向かって佐藤さんは「鬼！」と言い放ちながら、ドアは閉まりエレベーターは動いて行った。自立してほしいという想いが伝わらない寂しさがこみ上げ、数秒エレベーターホールにただずんでしまった。

佐藤さんはその日を境に、一人でリハビリ室に行くようになり、退院の話も具体的に進みだし、しばらくしてから自宅退院となった。佐藤さんの退院から半年か、一年くらい経った頃だっただろうか。シフトで外来担当になっていた私は、定期受診で訪れた佐藤さんと久しぶりに再会した。病院にいた頃とは異なり、おしゃれをしている佐藤さんは元気そうで、潑溂としているように見えた。私に気づいた佐藤さんはこちらにやってきて、「あの時は、鬼なんて言ってごめんなさい。あなたに背中を押してもらえてよかった」と言い、笑顔で去っていった。

「安楽」を目指したケアは、どの領域においても最も重要視され意識的に取り組まれているだろう。特に、周手術期では外科的治療によって病巣のある臓器を切除したり、術後排液のために体内にドレーンを挿入していたりと侵襲的な治療がなされるため、心身ともに苦痛が高まっており、それを取り除くことが第一義的になされている。だが、急性期を過ぎると、佐藤さんのように取り除くべき苦痛が見えづらくなり、佐藤さんも他者依存的な患者としか見えなくなる可能性もある。

一方で、コンフォート理論を念頭に、佐藤さんとの出来事を振り返ってみると、そこに実践の意味や方向性が見えてくる。佐藤さんが「怖い」を繰り返していた背景として、コンフォートが生じるコンテクストのうちでも、サイコスピリット的な課題が生じていたと考えられる。脳血管障害、特にくも膜下出血は発症した時点で三分の一が命を落とす疾患であり、バットで頭を殴られたような酷い頭痛を経験すると言われている。その経験が本人も無自覚のうちに漠然とした恐怖として残り、一人になることに怖さを感じていた可能性もある。命を落としそうになったこと、そこから回復しつつあること、それらを再び自分として引き受けること、生きていくこと、そこへの援助が必要だったとわかる。それは、安楽という言葉よりも、励ます・力づけるというニュアンスをもつコンフォートという視点から見るほうがよりクリアになる。

日本語で安楽としたときには、コンフォートの力づけるという相互行為の視点が不足しがちであることに気づく。安楽というと、患者が抱える苦痛を、医療者が取り除くという、ケアする－される関係に陥りがちだ。他方、力づけのコンフォートでは患者と看護師との関わりの継続のなかで、励ましや力づけが形成され結実していく。これは、エンパワーメントとしてこれまでも実践されてきたことだともいえる。それが、コンフォートに含まれることにより、患者の経過を一つの理論で一貫してみることを可能にし、より全体的なアプローチをもたらすことにつながるだろう。

■日本人にとっての安楽とは

コルカバによるコンフォート理論の開発を受け、日本看護科学学会による看護学を構成する重要な用語として「安楽」が選出され、コルカバの定義がほぼそのまま安楽の意味として定義づけられた[14]。多くの疾患が慢性化し、人が病いと共に長く暮らしていく時代になり、病気があってもいきいきと生活することを支援するコンフォートケアは、看護だけではなく医療全般において今後さらに重要になってくるだろう。

他方で、私たちがこれまで日本語で「安楽」として表現してきた臨床でのケアは、コンフォートの下位概念や、介入の一部になるのだろうか。日本の看護界は、これまでも海外の概念を輸入することに敏感であり、素直にそれを自国のものに含みこませ、馴染ませてきたが、ここではコンフォートと安楽の関係について、いま一度日々

[14] 日本看護科学学会看護学学術用語検討委員会第9・10期委員会、看護学を構成する重要な用語：https://www.jans.or.jp/uploads/files/committee/2011_yougo.pdf

のケアに立ち戻って考えてみたい。患者の「気持ちいい」がいかにして生まれるのかを研究した島田は、[15]「気持ちいい」はコンフォートの概念が生じるきっかけの一部としての経験的な概念であるとしている。[16]一方で、患者にとっての「気持ちいい」は、「個」の体験ではなく、周囲の人々や看護師と共に「気持ちいい」を感じるものとして体験しているとも指摘している。[17]つまり、「気持ちいい」はケアを受けた患者だけの経験だけではなく、また看護師が患者を気持ちよくさせたというだけでもなく、ケアのなかで私やあなたという人称を超えた身体的な経験である。ここから考えると、「気持ちいい」は患者の経験でもあり、看護師の経験でもある。

「安楽」を目指すケアがなされるとき、その根底には患者にとっての、そして看護師にとっての「気持ちいい」が存在するのではないか。それは、コルカバのコンフォートのように整理されたり、分類されたり、測定されるあり方をしていないだろう。また、積極的・意図的な意味での励ましや、患者が自己の問題を認識し、解決に向けた援助を求められるように支援的に関わることでもないだろう。他方で安楽を提供するケアにおいては、心身の区別を超えた心地よい時空間がもたらされているのではないか。安楽として日本の看護が大事にしてきたものが、コンフォートとは異なる要素も含みながら確かに存在している。このような日本の文化的土壌から醸成された「安楽」という看護実践を、コンフォートとは別の特徴を持つケアとして再確認したい。

〔坂井志織〕

[15] 島田多佳子 2017『いかにして患者の「気持ちいい」は生まれるのか』日本看護協会出版会

[16] 島田 2017 前掲 [15] p.216

[17] 島田 2017 前掲 [15] p.186

7-4

モデリングとロールモデリング理論
――エリクソン-トムリン-スウェイン

■クライエントのユニークな世界を捉える

モデリングとロールモデリング理論[1]は、看護学を背景とするエリクソン[2]（Helen C. Erickson）とトムリン[3]（Evelyn M. Tomlin）、心理学を専門とするスウェイン[4]（Mary Ann P. Swain）による学際的なメンバーによって創られている。エリクソンは看護学と教育心理学を、トムリンはクリティカルケア・在宅看護・開業看護師という豊富な臨床経験がある。スウェインは心理学者であり看護師ではないが、看護教育に携わっていた。そのため、本理論では心理学で用いられるように対象者を「クライエント」と表記している。この三名による共同での理論開発が、他とは一線を画するユニークな視点を私たちに提示してくれている。

モデリングとロールモデリングは、クライエントが世界をどのように認識しているかに基づいて、**査定**（モデル）、**計画**（ロールモデル）、**介入**（インターベンション）することを看護師に要求する、看護の対人関係的、相互作用的理論の一つである。その特筆すべき特徴が、「看護ケアを受けている人」に常に焦点をあてている点である。

[1] Erickson, H. C., Tomlin, E. M., & Swain, M. A. 1983 *Modeling and role modeling: A theory and paradigm for nursing.* Upper Saddle River: Prentice-Hall, Inc.

[2] ヘレン・エリクソン（1936–）

[3] エヴリン・トムリン（1929–）

[4] メアリー・アン・スウェイン（1941–）

現代医療の担い手にとって、患者（クライエント）目線でいることは、ごく当たり前のように聞こえるが、現実的にはまだまだ十分であるとは言い難い。この理論は、それをどのように実践していくのか考える際の道標となる。そこで最も大事にされているのは、看護師は常に、クライエントのユニークさと個性を尊重し、そして、あるレベルにおいて、何が自己を病気にし、元気にするかについてクライエント自身が知っていることを理解しているということである[5]。つまり、看護師ではなく、クライエントこそが自身について〝知っている人〟であり、看護師はそのことを認識している存在なのである。

この理論の前提となる重要な概念として、**密着した個別化**[6]（affiliated individuation）、**潜在的適応性**（adaptive potential）がある。密着した個別化は、すべての人は他者に密着していたいという欲求と同時に、他者から離れていたいという欲求をもつことであり、これが人間行動の動機であると定義されている。潜在的適応性は、ストレッサーに対処するために資源を動員できる個人の能力を意味している。

モデリングは、クライエントの世界をクライエントと同じように理解する[7]ために看護師が最初に行うプロセスである。いわゆる最初からアセスメントをほとんどしないのが、大きな特徴であり、他の理論と大きく異なる点である[8]。最初のアクションはクライエントからなされるのであり、看護師が先回りして実施するものではない。そしてクライエントから示されたニーズが満たされると、次にまだ満たされていないニー

[5] Erickson, Tomlin, & Swain 1983 前掲［1］p.48

[6] Erickson, Tomlin, & Swain 1983 前掲［1］pp.68-70

[7] ヘレン・エリクソンの義父である、アメリカの心理学者ミルトン・H・エリクソン（1901-1980）からの「クライエントの世界をモデル化し、それをありのままに理解し、それからクライエントの描いた像をロールモデル化し、彼らにとって健全な世界を築き上げる」ようにという助言があったという。（筒井真優美（編）1991『看護理論家とその業績（第2版）』医学書院 p.381）

[8] Erickson, Tomlin, & Swain 1983 前掲［1］p.105

ズがケアを方向付けていくという、段階的な過程を踏んでいく。この具体的なケアを提供する際になされるのがロールモデリングである。モデリングにより把握されたクライエントの世界に目的をもった介入を行うことで、クライエントの健康が獲得され、維持・増進されるという。

この理論では、標準化した介入を作り上げることを目的とはしていない[9]。むしろ、モデリングにより個々のクライエントのユニークな世界を捉え、それに基づいた介入を計画実施していくことになる。しかし実施内容は個別性に応じたものであっても、介入の目的は標準化できるとし五つ挙げている[10]。

セルフケアの考え方も独自である。セルフケアというと、オレムのセルフケア不足理論[11]（Self-Care Deficit Theory）が思い起こされるが、オレムとは焦点のあて方が異なる。オレムはクライエントが自己のニーズを満たす能力に欠けている状態のときに、看護師が援助をするという立場で理論展開している。そのため、アセスメントの段階でクライエントの能力を評価するために理論が用いられ、いつ看護が必要とされるのかを見定めることを軸にしている。他方で、エリクソンらはクライエントのセルフケア知識に焦点をあてており、あくまでクライエントが本来的に持つ力を看護師はサポートするという立場である。この見方は、慢性的な経過をたどる疾患と共に生きる患者をケアする際に、非常に有益な視点をもたらしてくれる。

モデリングとロールモデリング理論におけるセルフケアの要件には、「セルフケア

[9] Erickson, Tomlin, & Swain 1983 前掲［1］p. 169

[10] ①信頼関係を確立する、②クライエントの肯定的志向を促進する、③クライエントのコントロールの認識を促進する、④クライエントの強さを増進する、⑤健康に向けての相互の目標を設定する。Erickson, Tomlin, & Swain 1983 前掲［1］p. 48

[11] 7–2を参照。

知識」「セルフケア資源」「セルフケア行動」の三つの側面がある。[12]「セルフケア知識」というと、セルフケアを行うために必要な知識のように思われがちであるが、ここでは自分自身に対するセルフケアの哲学、もしくはケア方針のような内容であることが面白い。セルフケア知識とは、「何が自分を病気にし、効果的でなくさせ、自分の成長を阻害させているかについて人が持っている知識である。さらに、人は何が自分を元気にさせるか、自分の効果を最大限にさせたり、充実させるか、また、自分の成長を促進させるかについても知っている。[13]」と定義づけられている。〝自分のことは自分がよくわかっている〟とも言い換えることができる定義であり、だからこそモデリングというその人の世界を、その人の視点で理解することが大事にされているのだろう。

次の「セルフケア資源」についても同様のスタンスである。資源と聞くと、自分の外にある活用できる物を連想してしまうが、ここでは「すべての人は、最高の包括的な健康を獲得し、維持し、増進するように働く内的または外的な資源を持つ。[14]」と定義されている。つまり、資源とはクライエント自身の力を含むのである。看護師は、クライエントのもつセルフケア資源を把握し、それを活かすような援助が求められる。そして「セルフケア行動」もセルフケアに関する具体

[12] Erickson, Tomlin, & Swain 1983 前掲［1］p.48

[13] Erickson, Tomlin, & Swain 1983 前掲［1］p.48, p.254

[14] Erickson, Tomlin, & Swain 1983 前掲［1］p.254

表1　モデリングとロールモデリング理論におけるセルフケアの３要素（著者作成）

要　素	定　義
セルフケア知識	何が自分を病気にし、効果的でなくさせ、自分の成長を阻害させているかについて人が知っている知識
セルフケア資源	すべての人は、最高の包括的な健康を獲得し、維持し、増進するように動く内的または外的な資源を持つ
セルフケア行動	セルフケア知識とセルフケア資源の発展と、それらの活用

的な行動ではなく、「セルフケア知識とセルフケア資源の発展と、それらの活用」[15]であるとされている。そのため、セルフケア行動ができるようにクライエントを援助するのが、看護の基本であると考えられている。

[15] Erickson, Tomlin, & Swain 1983 前掲［1］p.254

■当事者に問うことの意味

高次脳機能障害のため入院加療していた三〇代の男性鈴木さん（仮名）の担当看護師は、鈴木さんの夜間の過ごし方に問題があると悩んでいた。一つはプリンなど甘い物を、消灯後に際限なく食べてしまうこと。もう一つは、夜間ずっと起きていることであった。甘味に関しては、ルールを鈴木さんと共に決め、管理を任せることで解決することができた。ところが、後者の不眠は手強かった。鈴木さんは個室であったため、他の患者に迷惑がかかることは少なかったが、日中のリハビリに集中できないなど、活動と休息のバランスが崩れていた。就寝を促すため入浴時間の変更、睡眠剤導入など色々工夫がなされたが、鈴木さんの夜間覚醒は続いていた。担当看護師は、高次脳機能障害を扱った書籍を読みながら対策を考えていたが、「（本に）書いてあるのは分かっていることばかりで、困っていることについては何のヒントもない」と弱っていた。

ある日、日勤帯で私（筆者）が鈴木さんの担当になった。鈴木さんの個室にいくと、ベッドに横になってテレビを見ていた。血圧などの体調確認を終えたところで、ふと鈴木さん自身に夜間覚醒の理由を尋ねてみたくなった。「鈴木さん、夜、どうして眠れないんだろう?」と聞くと、鈴木さんは「どうしてだろうね」と言いながら室内を見渡し、しばらく考えていた。そして、「寂しいからかな」とつぶやいた。私は想定外の答えに驚きながらも、「寂しいっていうのは?部屋が殺風景だから?」とさらに聞いてみた。すると鈴木さんは、「それもあるけど、静か過ぎるからかな。家では、子どもがいるからいつも声がするんだけど…」と、入院する前は帰宅後、子ども達とお風呂に入ったり、絵本を読んだり、子どもを中心とした賑やかな夜を過ごしていたことを、懐かしそうな表情で穏やかに語りだした。私はいつも表情が乏しい鈴木さんが、父親の顔になるのを目の当たりにし、家庭での情景が目に浮かんできて、鈴木さんが漠然と感じていた自宅と夜の病院との差異が大きいことに気がついた。「じゃあ、家族の写真とかベッドの横に貼ったり、枕とか家で使っているのもってきてもらったらいいかしら?」と提案してみた。鈴木さんは同意し、私は事の経緯を申し送りで報告した。担当看護師は、鈴木さんが不眠の理由として家庭環境とのギャップを語ったことに驚いていた。これまで、誰も鈴木さん自身に当事者としてどう思っているか尋ねておらず、テキストに書いてある標準的な入眠ケアを提供していただけだった。数日後の勤務時には、既に病室に写真がたくさん飾られて、寝具も自宅のものになっていた。病室が少し自宅に近づいていた。それからは、鈴木さんも夜間眠れるようになり、数週間の加療の後、自宅退院となった。

セルフケア能力についてのアセスメントは、昨今の医療現場では当たり前のようになされている。特に回復期リハビリテーション病院においては、多くの患者が麻痺など様々な後遺症によって日常生活動作が十分にできないため、定期的に機能的自立評価法[16]（ＦＩＭ）を用いた評価がなされ、セルフケアについての回復に合わせたきめ細やかなケアがなされている。他方で、それは専門家である医療者は評価する側、患者（クライエント）は評価される側という関係に固定され、標準化されたセルフケアの指標との比較による、第三者からみたセルフケア能力評価だと言える。そこには当事者の関与は少なく、患者（クライエント）参加型の医療には遠い。

モデリングとロールモデリング理論は、クライエント中心の医療をどのように展開していくか、その具体的な指針を私たちに提示している。私が図らずも夜間覚醒の理由を鈴木さんに尋ねたことは、ケアの外側にいた鈴木さんを主役として取り込み、彼自身に彼のセルフケアのコンダクターになってもらうことにつながっていた。その結果、鈴木さん自身が眠るための答えを導き出し、活動と休息のバランスを取ることにつながった。彼の「セルフケア知識」が活用されたと言ってもいいだろう。寂しさは不眠のアセスメントとして医療者も考えることが可能だったかもしれない。他方で、鈴木さんが感じていた寂しさは、鈴木さんの普段の生活背景の理解があって初めて浮かび上がってくる、極めて個人的な寂しさである。それが、鈴木さんから語られたことを契機に、家族がそばにいるような病室づくりが実現していった。

[16] 機能的自立評価法（Functional Independence Measure）：一九八〇年代後半にDr. Carl. V. Granger Jr. とアメリカ合同リハビリテーション医学会の提案により作成された患者の自立度を知るための代表的なＡＤＬ評価方法で、現在では国際的に用いられている。

また、夜間しっかり眠れるようになった鈴木さんは、精神的にも安定し、その後順調に回復し退院へとつながった。睡眠という基本的なニーズが満たされたことによる回復の促進は、共有されやすいところであるが、もうひとつ背後にみえてきたものがある。それは大事な家族と一緒にいたいという気持ちが、鈴木さんの口から語られたことである。高次脳機能障害があった鈴木さんにとっては、自らの気持ちを意識的に自覚することが、おそらく困難だったのだろう。また、医療者から鈴木さんに指示は出されても、知識をもった人として共に現状を打破する対等な相手として何かを問われることは少なかっただろう。医療者は、疾患によりクライエントの「セルフケア資源」も低下していると考えがちである。しかし、先にみた経過のように鈴木さんは考え、答えを自ら導き出していた。鈴木さんの気持ちが言語化されたことで、入院生活の目標がより明確になったと考えられる。これは、「密着した個別化」として人間行動の動機として説明されていることにも重なる。クライエントのセルフケア知識を引き出すことは、言語化するという行為を通して、行動の動機を引き出すことにもなると考えられる。

医療、特に病院などの入院加療中においては、とかくセルフケアの主体であり、能力を備えた人であるはずの患者が忘れられ、セルフケアの様々なプロセスに参画できていない。セルフケアの主体は患者自身であり、どのような生活を望んでいるか、何をどうすべきだと感じているのか、それをまず患者に確認することから始める。その基本を、本理論は再度私たちに気づかせてくれる。

■理論から見えてくる実践の知

日本の看護において〝エビデンス〟が唱えられるようになって久しい。EBN[17]（Evidence Based Nursing）という語もすっかり定着し、様々なことにエビデンスを要する時代になってきた。エビデンスが強調されるようになった背景として、看護が明確な根拠を持って患者に関わっているように見えなかったことがあるだろう。いわば、実践は経験知や勘のようにみなされており、私たち看護師自身もはっきりと言語化できずにいたと言える。

例えば、先に挙げた鈴木さんの事例では、私は先立って何か評価指標を基に事前に介入計画を練っていたわけではない。夜間覚醒をどうにかしたいという担当看護師をはじめとした病棟全体の関心を引き継ぐ形で、鈴木さんに関わっていた。訪室した私は、個室でゴロンと寝ていた鈴木さんの様子に違和感を覚えたのだろう。三〇代の若い鈴木さんに病室が似合っていなかったのだ。おそらくそれは、鈴木さん自身が無自覚に抱いていた違和感を私が共有した瞬間だったとも言える。そこから私が発した「なんで眠れないんだろうね」という問いは、私のつぶやきでありながら、鈴木さんのつぶやきのようでもある、誰のという人称が薄れた問いがなされている。誤解を恐れずに言えば、モデリングとは、自他未分化の次元に降りていき、クライエントとと

[17] エビデンス・ベースド・ナーシング：「根拠に基づく看護」と訳され、経験や直感ではなく研究結果や科学的根拠に基づいた看護実践のことである。

もに世界を見つめるという形での共有を実践のベースにしていると考えられる。そこから自ずと立ち上がって来た問いは、患者（クライエント）－看護師という枠組みを超えて、その状況にある者同士として、共に解決策を見つけていったような実践を導くことに繋がった。

このような実践は、看護の日常に多く展開されている。あまりにありふれた、そして無自覚な実践であればあるほど、そこに知が潜んでいることに気づきにくい。モデリングとロールモデリング理論は、患者を知るということだけではなく、日常に埋もれている看護を言語に乗せていき、標準化されエビデンスになる過程でそぎ落とされがちな、個別的実践の知をエビデンスとは異なる形の知として積み上げていくことにも貢献できる視点を提示している理論だと考えられる。

〔坂井志織〕

8章　倫理知・実践知を生み出す

8-1

ケア・ケアリングと民俗看護学

——マデリン・レイニンガー

■かかわる相手に合った「文化ケア」をともにつくる

レイニンガー[1]（Madeleine M. Leininger）は医療のハイテクノロジー化が進み看護師が「ミニドクター」化していく一九六〇年代から一九七〇年代の看護のあり方に疑問を呈し、「患者の傍にいて、彼らが自分や、家族や、家庭生活や、仕事などについて語ったり感じたりしていることに耳を傾ける」「ケアリング」こそが看護の本質であることを理論化した[2]。そして、そのために必要な学問を、看護学を超えて人類学に見定め追究した。レイニンガーは、パプアニューギニアで二年間に及ぶフィールドワークを行って現地の人びとの文化を研究したり、コロラド大学では看護学教授と人類学教授を併任したりと、看護を学問的に究めていく方法でも成果を収めた。

現代日本の看護に目を向けると、高度実践時代[3]を迎え、医師が担っていた**特定行為**[4]が訓練を受けた看護師の任務となりつつある。レイニンガーが問題視した看護師のミニドクター化、つまり「キュアリング」[5]への傾倒が再燃し、看護とは何か、看護師とは何者かといった問いが生まれている。将来の方向性が見えづらくなっている現代の

[1] マデリン・レイニンガー（1925-2012）

[2] レイニンガー／稲岡文昭（監訳）1995『レイニンガー看護論——文化ケアの多様性と普遍性』医学書院 pp.6-13

[3] 医療が高度化・複雑化する現代の日本では、アメリカの制度に倣い、より専門性の高い看護師が養成されている。看護系大学院で修士課程以上の教育を受けて高度な看護実践を行うことができる高度実践看護師（APN: Advanced Practice Nurse）、大学院修士課程で養成され特定の専門分野の知識・技術を深めた専門看護師（CNS: Certified Nurse Specialist）、特定の看護分野で熟練した看護技術と知識を用い看護実践を提供できる認定看護師などがある。

[4] 少子高齢社会における国民のニーズに応えるべく、チーム医療を推進し、看護師がその役割をさらに発揮するために、二〇一六年の「保健師看護師助産師法」改正（二〇一

看護にとって、「**ヒューマンケアリング**[6]」こそが看護の本質であるとして主張し続けたレイニンガーの姿勢や方法に学ぶところは多いだろう。

レイニンガーによれば、「健康」とは「文化的に定義され、価値づけられ、慣習化された安寧の状態」とし、「文化的に表現された有用でパターン化された生活様式の中で日常的な役割活動を遂行する個人（もしくは集団）の能力を反映する」ものである[7]。そして、人びとが「健康や安寧に向かえるよう援助したり、支援したりする行為、態度、実践」を「ケアリング」だと定める。レイニンガーの看護理論では、文化という観点から、その人や集団の多様な健康を汲み取り、それぞれ健康に向かえるような多様な援助の仕方をつくっていくことに力点を置きつつ、健康や安寧に向かうことを可能にさせるケアの普遍性を、具体的な経験と抽象的な概念から力強く説いている。

レイニンガーは、「親族関係、政治、宗教、法律、技術、その他特殊な文化的価値観といった社会構造的要素が人間社会のケア実践にどのように影響を与え、構造化したか[8]」を明らかにしようとした。そのため、文化ごとの「言語的用法、意味、本質、パターン、表現、機能、構造的特徴[9]」を踏まえ、健康や安寧をもたらす「**文化ケア**」を研究していく必要性を説いている。文化ケアの知識はその人びとが暮らすところに固有で内部的である「**イーミック**（emic）な見方[10]」から発見し、次いで、その知識を外部から捉える見方、ここでは特に、保健医療職の専門的な知識に基づく「**エティッ**

七年施行）により、指定の研修を受けた看護師が特定行為を実施できるようになった。特定行為とは診療の補助であり、看護師が手順書により行う場合には、実践的な理解力、思考力及び判断力並びに高度かつ専門的な知識及び技能が特に必要とされる。二〇二〇年現在、三八行為である（厚生労働省HPを参照 https://www.mhlw.go.jp/stf/seisakunitsuite/bunya/0000050325.html）。

[5] レイニンガー 1995 前掲 [2] p.12

[6] レイニンガー 1995 前掲 [2] pp.6–13

[7] レイニンガー 1995 前掲 [2] p.53

[8] レイニンガー 1995 前掲 [2] p.29

[9] レイニンガー 1995 前掲 [2] p.34

[10] エスノグラフィーの用語。調

ク（etic）な見方[11]」から探究するのである。これらの二つの見方はしばしば対立するが、イーミックな見方とエティックな見方での思考の「対立と融和」がどこにあるのかを明らかにするには、看護師の専門的な知識が、そこで暮らす人びとになじんだ知識と合わせて考えられなければならないのである。[12] そのイーミックな知識をよく知れば相手の世界を「正しくアセスメントし、認識し、理解」することができ、その人の「安寧または健康につながるような、文化を考慮したケア」を提供できる。また、人びとが「それぞれの文化に合ったやり方で安寧や健康を維持もしくは回復」したりするための、文化を考慮したケアを提供する方法を見つけることができる。

　レイニンガーは、ある文化をもった人びとに心地よく受け入れられたケアが、その人びとの健康や安寧にもつながる「文化ケア」理論の考え方を**サンライ**

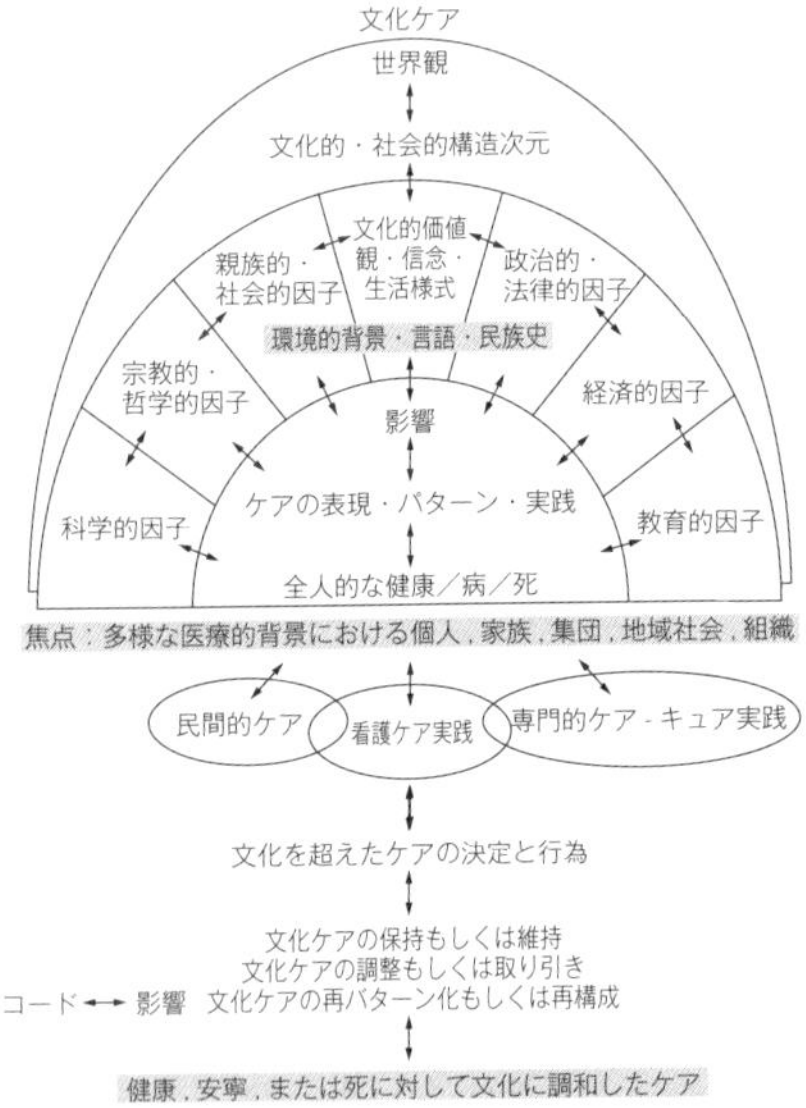

図1　レイニンガーの文化を超えた看護ケアのためのサンライズイネーブラー（Leininger & McFarland, 2006 p.25より）[13]

査集団の人びとがどのように感じ、どのように行っているのかという内部者の見方を「イーミック」と呼ぶ（グレッグ美鈴、麻原きよみ、横山美江（編）2016『よくわかる質的研究の進め方・まとめ方――看護研究のエキスパートをめざして（第2版）』医歯薬出版 pp.103-104）。

[11] エスノグラフィーの用語。調査集団による行動の意味を解釈し、文化を探究する研究者としての外部者の見方を「エティック」と呼ぶ（グレッグ美鈴ほか（編）2016 前掲[10] pp.103-104）。

[12] レイニンガー 1995 前掲[2] p.39

[13] Leininger, M. M., McFarland, M. R. 2006 *Culture care diversity and universality : A worldwide nursing theory*（2nd ed.）. MA: Jones & Bartlett. p.25

ズイネーブラー（図1）として図に表現している。それによれば、看護ケア実践は、「多様な医療的背景における個人、集団、地域社会、組織」に焦点をおいており、「看護ケア実践」は、その人びとが慣れているイーミックな「民間的ケア」と科学的であるエティックな「専門的ケアーキュア実践」の橋渡しをするが、「文化ケア」となるためには、看護師とクライエントは「**共同参加して協力**」し合う必要がある。

レイニンガーの看護理論の特徴は、「看護介入[14]（nursing intervention）」「看護問題[15]（nursing problem）」という用語の使用を避けていることだろう。看護師が関わる相手の見方に立てば、その人たちの文化は〝介入〟すべき「健康阻害要因」ではないし、「看護問題」とされる状態はその人びとにとって〝問題〟でないこともある。看護師の先入観で必要な看護を決めてしまうのではなく、かかわる相手に合った「文化ケア」をともに作っていくためには、その人たち独自の見方に入っていけるよう、看護師にはいつでも開かれた態度が求められる。

■現代日本で施設に暮らす高齢者が生み出した術

レイニンガーの「文化ケア」理論は、グローバル化、長寿化などによって文化の多様化が進む昨今の日本で、個々に寄り添ったケアを考えるには役立つものだ。だが、レイニンガーの想定している文化が伝統的で土着のもの、つまり、長期にわたってつくられてきたものであり、現代日本での急速な超高齢社会の到来に見るような、変わ

[14] 看護を科学的に実践するため、第二次世界大戦後のアメリカでは問題解決的思考に基づく「看護過程」が体系化され発展した。日本でも戦後に普及した。患者の「アセスメント」を通じて看護により解決できる「看護問題」を明らかにし、「看護計画立案」「実施」という「看護介入」によって解決を図る。客観的に問題解決に向かうこの見方は、患者自身の見方とは大きく異なることも多い。

[15] [14]を参照。

りゆく文化の中で生きる人たちへのケアにどう役立つのかはわからない。そのような人々へのケアは前例が少なく、体系化されていないものだ。そこで、本章では変わりゆく文化のもとに暮らす人々へのケアが生みだす可能性について、レイニンガーの「文化ケア」理論を足場にして考えてみたい。

現代の日本は超高齢社会を迎え[16]、介護保険施設[17]に入居して暮らす高齢者も多い。住み慣れた自宅で、人生の最期まで過ごすことを望む人も多いが、少子高齢化が加速する日本では、介護を受けながら自宅で家族とともに最期の時を迎えることは困難なのが実情である。様々な事情を抱えて施設で暮らす高齢者が多い現状において、彼らが尊厳をもってよりよい人生を送ることができるように、看護ではどのような支援ができるのか。看護学生たちも、介護保険施設に実習に出向き、いろいろな現実に直面して悩むことも多い。

看護学生のAさんは、高齢者看護学の実習である介護保険施設に入所している滝山さん（仮名）を受け持った。滝山さんは九〇歳代前半の女性で、約二〇年前に夫と死別しており、娘さんの自宅が近いその施設に入所していた。滝山さんには高血圧などの循環器疾患と腰椎椎間板ヘルニアの既往があった。腰椎椎間板ヘルニアによって下肢にしびれと筋力低下があり、膝の関節拘縮もあったため、起きている間は車いすで過ごすことが多かった。ベッドと車いす間の移動、入浴、排泄はほぼ全介助であった。もともと早食いだったそうで、出される食事はかき込むように食べ、むせること

[16]　六五歳以上の人口が、全人口に対して七パーセントを超えると「高齢化社会」、一四パーセントを超えると「高齢社会」、二一パーセントを超えると「超高齢社会」と定義される（WHO：世界保健機関）。日本は一九七〇年に「高齢化社会」に、一九九五年に「高齢社会」、二〇一〇年に「超高齢社会」へと突入した。今後も高齢者率は高くなると予測されており、二〇二五年には約三〇パーセント、二〇六〇年には約四〇パーセントに達することが指摘されている（総務省　平成二五年版情報通信白書 http://www.soumu.go.jp/johotsusintokei/whitepaper/ja/h25/html/nc123110.html）。

[17]　介護施設には、公的施設である「介護保険施設（特別養護老人ホーム・介護老人保健施設・介護療養型医療施設）」と民間施設である「介護付き有料老人ホーム・住宅型有料老人ホーム・グループホーム」などがある。

もなくぺろりと完食していた。大柄な体格ということもあって、現在の下肢のしびれと筋力では立位を保つことが難しく、リハビリテーションで立位になる訓練をしても、膝がカクンと折れてしまう状態だった。

看護学生Aさんは、日中デイルームで他の入所者とともに過ごす滝山さんと関わる中で、滝山さんが施設のスタッフの顔をよく覚えていること、スムーズにコミュニケーションが行えていることなどから、認知機能の低下は問題ない範囲であることを捉えていた。教員の私にとっては、滝山さんが太平洋戦争での経験談を話し出し、学生数名ともども惹きこまれるように聞き入ったことが印象的であった。当時の不条理を思い出した滝山さんの頬には涙がつたい、今となってはなかなか聴くことのできない貴重な話を聞かせてもらったことを覚えている。

Aさんは、滝山さんに必要な看護を考える中で、滝山さんに尿意や便意があるものの、おむつで排泄していることに着目した。立位を保てないという問題はあるが、尿意や便意がわかり、認知機能の低下も支障ないことから、Aさんは「排泄セルフケア不足」という看護問題を立て、滝山さんがトイレで排泄できるように看護計画を立案した。そして理学療法士とも協働してAさんは看護計画を実施していった。Aさんは滝山さんのリハビリに同伴し、トイレでの排泄時の姿勢を細かく観察し、看護師や理学療法士とも相談しながら、滝山さんの下肢の筋力をつけるためのトレーニングプログラムをつくった。プログラムは、ベッド上でできる簡単な内容にし、パンフレットを作成して、滝山さんに説明した。

Aさんにとっても、施設の専門職にとっても、教員にとっても、尿意や便意がわかりながらおむつで排泄している滝山さんがトイレでできるようになることは望ましい姿であった。しかし、当の滝山さんはその後もおむつに排泄し続けた。Aさんは、滝山さんの尿意をつかもうと、何度か声をかけたのだが、滝山さんは教えてくれなかった。滝山さんにとっては、おむつへの排泄に慣れていて、わざわざ尿意や便意を伝えたり、スタッフの手を借りて移動したりすることが億劫だったようなのだ。つまり、彼女自身は、今の排泄方法を変える必要性を感じていなかったのである。

この事実にAさんと私は衝撃を受け、考えさせられてしまった。滝山さんの尊厳を保つために、また、滝山さんの能力を活かすために、彼女にとって必要だと信じて疑わなかったケアの意義が、その本人と分かち合えなかったことをどう理解したらいいのか。Aさんも私も悩んでいたが、滝山さんはおむつに排泄したまま、相変わらず学生やスタッフとおしゃべりしたり、テレビを見たり、食事をぺろりと食べたりして、定期的におむつを介護士に取り換えてもらうという従来通りの生活を送っていた。そんな滝山さんの姿を見ていると、看護師としての「エティックな見方」に立てば納得できないが、おむつに排泄することは、老いた身体で施設で暮らし続ける彼女が、日々の生活の中で見つけた「イーミック」な術なのかもしれないとも思え、私たちの看護観は揺らぎ葛藤が生じた。

■施設での「看護ケア実践」から健やかな文化をつくる

滝山さんは、戦中から戦後にかけて激動の時代を九〇年以上生き、近年は介護保険制度のもとでサービスを利用しながら独居で過ごしてきた。今は、加齢もあり子どもの自宅近くの施設で暮らし、時々面会に来る家族との触れ合いを楽しみにしている。私たちは、そのような滝山さんが〝一人でトイレに行きたいはずだ〟と考え、彼女の尊厳を保とうと必要なリハビリテーションを計画・実施し、尿意や便意を逃さないような声かけをしていた。

しかし、滝山さんが見ていた世界は、私たちが描いていたものとは全く違っていた。滝山さんは、尿意や便意を介助者に伝えてトイレまで連れて行ってもらい、介助のもとで用を足して後始末をしてもらうよりも、おむつに排泄して定期的に交換してもらうことを選んだのだ。その施設では、滝山さんを始め、座っていられる入所者たちはデイルームで日中過ごしており、介護士たちの世話を受けていた。認知症を患う入所者も多く、その人たちは、誰彼構わず通りかかる者を呼び止めては、「トイレに行きたい」「家に帰りたい」などと訴える。しかし、介護士たちは、短い時間の中で多くの入所者の食事や排泄、入浴などの援助をしなければならない。しっかりと相手をしたいと思っても、個々に応対していてはスケジュールが滞ってしまう。滝山さんは「（入所者）みんながいろいろ言うから大変ですよね。」とスタッフを労うような言葉を発することもあり、そのような施設の実情を感じ取っていたのだ。日々訓練をしていても、下肢の筋力がついてくるには時間がかかる。大きなからだで立ったり座ったりするたびにため息が漏れていた滝山さんの様子からは、尿意や便意を感じてからトイレに移動する大変さが骨身に堪えていたことがうかがえる。施設で暮らす自分を取り囲む状況と自分の身体能力などから、滝山さんはおむつに排泄することが現実的な方法だと選び、慣れていったのではないか。多くの入所者たちとともに、限られたスタッフの援助に頼って暮らす中で見出した、入所者なりの術だったのだろう。

レイニンガーは、ケアとは「補助や支援であり、人々に健康状態や生活状況を改善したり向上したりする必要があるとき、または予想されるときに、その人々の経験から得た知識や思いが実現することを可能にさせる、抽象的・具体的現象[18]」だと定義している。滝山さんの身体は思い通りに動かないうえに、何度も排泄が起こる。尿意や便意を感じてもすぐに対応できるスタッフが周りにいないことが多い。看護師たちにとってはトイレでの排泄が目標であっても、滝山さんにとってはおむつに排泄することが現実的で、老いていく身体で施設に暮らす経験から得たその術は入所者の「文化」になりつつあるとも言える。実際、滝山さんが慣れてしまったおむつへの排泄はよくあることであり、現代日本で急増した施設で暮らす高齢者たちの「文化」になっているとも言えるのではないか。

そう考えたとき、レイニンガーの「文化ケア」理論には、「看護ケア実践」から入

[18] 筒井真優美（編）2015『看護理論家の業績と理論評価』医学書院 p. 183

所者たちの文化を変えていける可能性が潜んでいる。レイニンガーは、様々な文化のもとで生きる人々が、自分が望むケアとはどのようなものなのかを専門家に伝えることができること、また、専門家はその人が望むケアを提供できるように導くことができる存在であることを強く訴えている。[19][20] 滝山さんが望むケアは排泄の自立への援助であってほしいが、滝山さんは望まず、そのケアは成立しなかった。レイニンガーの理論では、そこに住む人びとと看護師が「**共同参加して協力**」しなければ「文化ケア」をすることはできない。滝山さんのような施設で暮らす高齢者たちには、現状に身を委ねておむつに排泄することが「文化」になりつつあるとしたら、看護師たちはその動きを変えていける存在でもある。施設で暮らす高齢者たちが慣れ親しんだその方法をまずはよく知ったうえで、彼／彼女らとの共同参加によってより健康的で安寧に排泄できるような援助の仕方を創っていくことができる可能性があるのだ。施設に暮らす高齢者たちが慣れてしまったおむつへの排泄を、「看護ケア実践」によって心地よい排泄へと変えていけたら、施設に暮らす高齢者たちの排泄の「文化」はより健康的なものになっていくはずだ。

　滝山さんの「イーミック」な排泄術が気づかせてくれたように、レイニンガーの看護理論には、施設で暮らす高齢者たちの「文化」を変えていくヒントが埋まっていた。超高齢社会となりゆく現代日本では、文化に根ざした「看護ケア実践」こそが、健やかな「文化」を新たに創出していけるのではないかと考える。

（細野知子）

[19] Leininger, M. M., McFarland, M. R., & Wehbe-Alamah, H. B. 2015 *Leininger's culture care diversity and universality: A worldwide nursing theory* (3rd ed.). MA: Jones & Bartlett Learning. pp.1-5

[20] 筒井真優美（編）2015『看護理論家の業績と理論評価』医学書院 p.182

8-2

ケアリング・ヒューマニティ

——ジーン・ワトソン

■看護師と患者の間に生まれる人間らしさに目を向ける

私が看護師になりたいと思ったのは、持病のためによく入院していた祖父の影響が大きい。見舞いにいくと、祖父は別れ際に見送ってくれたが、病いが進行するにつれ、笑顔で手を振りつつ涙を流すようになった。小学生だった私は、そんな祖父の傍を離れなければならないことがとてもつらく何度も振り返って祖父に手を振ったものだ。そして、いつか看護師になって、病む人たちの傍で力になりたいと思うようになった。

看護師を志す人には、私と似たような動機をもつ人がいるだろう。ワトソン[1]（Jean Watson）の看護理論では、私が看護の仕事に期待していたような、看護の原点となる大切なことが書かれている。特に、この理論は、自然科学を絶対視し、疾患の治癒や治療に傾倒した医学モデルを基準にする医療分野において、看護の哲学となる信念や価値を評価し体系化している。日々、高度化・デジタル化していく医療現場に向けて、ワトソンの理論は、看護師たちが今一度確かめておきたい看護の意味を主張して

[1] ジーン・ワトソン（1940-）

いる。
ワトソンの看護理論の主要概念は「**ヒューマンケアリング**」である。ワトソンはヒューマンケアリングとは、「人と人との間においてのみ、最も効果的に示され、実践される。間主観的に人と人とが関わるプロセスによって、人間らしさというのはどのようなことであるかを会得できる」とする。看護はいつでも、疾患の有無にかかわらず人びとが身体（body）・心（mind）、スピリット（spirit）の調和がとれた「健康」な状態に向けて癒やされること（healing）に関してヒューマンケアリングの姿勢をとってきた[2]。つまり、ヒューマンケアリングは「倫理的・存在論的・認識論的な行為」なのである[3]。

そして、ヒューマンケアリングの特別なあり方が看護師と患者の「**トランスパーソナルケアリング**という関係」である[4]。今という瞬間において看護師と患者は、それぞれ異なる場（現象野 phenomenological field）を持っているが、ヒューマンケアリングのなかでは、いまここに居合わせかかわりあう二人の間に、人間らしさを感じ取るような一つのできごとが成立する。このような看護師と患者の主観的な世界の触れ合いにより、その場面は「各人の生活史の一部となり」、身体的あるいは感情的交流の範囲を超えて、「相手の身になって考えたり、他の人のジレンマを自分のなかに見いだしたり」して自己を知る。こうして「自己の**高次のスピリチュアルな感覚や魂**に触れる可能性[5]」が生まれるのである（図1）。ワトソンは、自分たちの西洋文化が「物理

[2] Watson, J. 2012 *Human caring science : A theory of nursing* (2nd ed.). MA: Jones & Bartlett Learning.（ワトソン／稲岡文昭・稲岡光子・戸村道子（訳）2014『ワトソン看護論 ―― ヒューマンケアリングの科学（第2版）』医学書院 p.59）

[3] ワトソン 2014 前掲［2］p.52

[4] ワトソン 2014 前掲［2］p.111

[5] ワトソン 2014 前掲［2］pp. 104-106

的物質主義」、つまり、個々人を客観的に〝対象物〟とみなす見方に傾倒していることに違和感を覚えていた。それゆえ、「ある時点でのある個人の物理的・精神的・感情的実存よりも大きな存在」である「魂（スピリットあるいは高次の自己）」の次元を信ずる東洋文化や古代の土着の文化を学んだ。そして、人間の成長、成熟、人類の進化におけるスピリチュアルな世界の重要性を説いた[6]。

ワトソンは、看護の営みでは「トランスパーソナルな人間同士で様々な努力を行う」が、その目的は、患者が「不健康（illness）・苦悩・痛み・存在の意味を見出せるように手を添える」ことであり、「人間性・人の尊厳・統合性・全体性を守り、高め、保持すること」だと主張する。看護師はこの人間同士のかかわりのプロセスに「ともに参加する者」であり、「ヒューマンケアリング」は「看護の道徳的な理念」なのである[7]。

■泣いている患者の傍にいるということ

ワトソンが危機感を抱いた自然科学主義的で営利主義的な医療の側面は、現代もまだ続いている。いや、医療技術がさらに高度化・デジタル化し、看護師たちはパソコンに向かって仕事をしているようにも見え、「看護とは何か」、「看護師とは何者か」という哲学的な問いは現代において、さらに重要性を増しているだろう。ワトソンの看護理論とともに筆者自身の経験を振り返ることから、看護が向かう未来について考

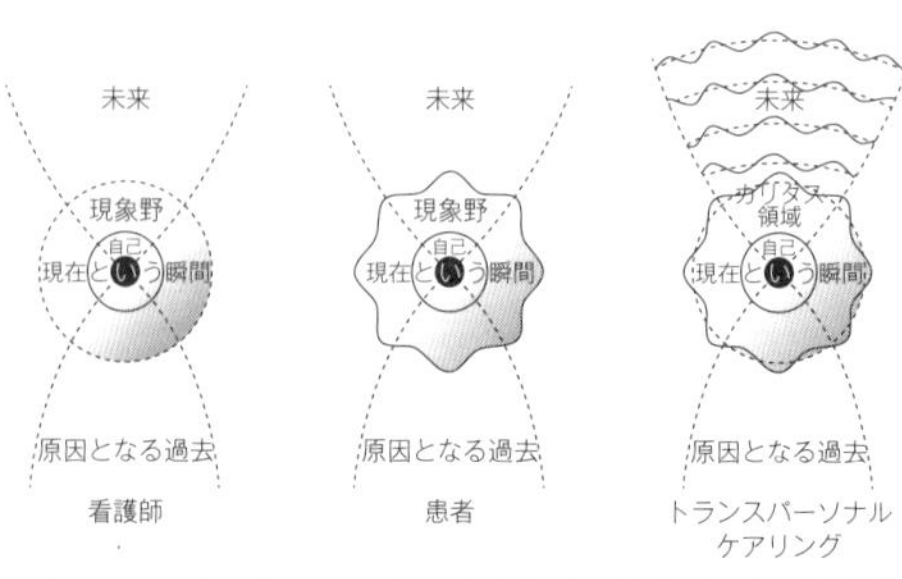

図1　トランスパーソナルケアリングが行われる瞬間
（ワトソン, 2014, p. 105より）

[6]　ワトソン 2014 前掲［2］pp. 99-100

[7]　ワトソン 2014 前掲［2］p. 96

えてみたい。

病む人びとの傍らにいること。私が看護らしさを最も感じるのはこのときだ。もう少し詳しく言えば、そこにいることを望むかどうかとは別の次元で、私はそこを離れられない、病むその人の傍らにいてしまうといった場面である。そうした時、看護師自身は目的が明確なケアをしているわけではない。ただ、そこから立ち去り難くてそこに「いてしまう」のである。ワトソンが提唱する「トランスパーソナルケアリング」の概念は、この看護らしい瞬間を捉える視点を与えてくれる。

私が新人看護師だったときのことだ。私が働く病棟に当時三〇歳代だった笹原さん（仮名）が入院を繰り返していた。笹原さんは進行性の胃がんで、手術をした後、何度か化学療法を受けていた。化学療法を受けると副作用で強い吐き気が出現し、治療のたびに笹原さんはベッドにぐったりと横たわっていた。また、笹原さんに、おそらく最もつらい思いをさせていたのは、翌年に小学校の入学式を迎えることになっていた一人娘と夫を遺して自分が逝かなければならないという運命だったと思う。

笹原さんは、娘と夫が面会に来る時には元気そうに笑顔を見せていた。また、「娘が小学校に入るまでは頑張る！」と前向きな思いを語ってくれることもあった。そんな笹原さんは、夜になるとしくしくと泣くことが多かった。随時、吐き気や疼痛などの身体症状があるため、制吐剤や鎮痛剤で緩和を図っていたが、薬を使っても楽になれないようで、症状からくるつらさなのか、それとも言い難い不安に襲われるのか、笹原さんはベッドにうずくまり、痩せてしまった背中を震わせ泣いていた。笹原さんは私に何かを頼んでくるわけではなかったが、そんな姿を見ると私は立ち去ることができず、ただ笹原さんの背中をさすっていたことを覚えている。私に背中をさすられ楽になったのかどうかはわからなかったが、彼女が落ち着くまで私はしばらくそこにいた。看護師の人数が少ない夜勤帯で、当時、まだ仕事もうまくできず、余裕なく病棟を駆け回っていたが、笹原さんのその姿を見たときには、そこに立ち止まるしかなかった。彼女の苦痛を思うように取り去れないことに、無力さや居心地の悪さを感じつつ、それでも私は不器用に背中をさすっていた。

その後、しばらくして笹原さんは亡くなり、気がつけばもう二〇年以上時が経っている。この間、私も母親になった。入学式など、わが子の節目を迎えるとき、ふっと笹原さんに思いが及ぶ。私が子どもの晴れ姿を見て感無量になると、そうなれなかった笹原さんの無念さがわかったような気になる。どれだけつらかったのだろう。自分の身を引き裂かれるような思いだったんじゃないか。彼女のつらさを私は追体験し、ただ傍にいて背中をさするしかなかった自分の行為の意味を考える。あのとき、あの場で、背中をさすられる笹原さんとさする私は、ともに大きな苦しさに襲われながら、ともにわずかでもいいから救いを求めていた。それは、ワトソンが言う「トランスパーソナルなケアリング」となっていたのだろうか。ただ、笹原さんが苦しんでいた痛みや吐き気を改善させるようなケアではなかっただろうが、そこにしばらくいたことは、苦しむ笹原さんの存在に応じることになっていたのだと思う。

現在の私は、看護教員として看護学生と実習に行っている。学生は、慣れない病院で、普段は接することがない年代の患者さんと出会い、難しい疾患や治療を勉強し、自分はどんな看護ができるのかを考えねばならない。そんななかで、特に、苦しそうな患者さん、あるいは、何でも自分でできる患者さんを受け持つと、自分にできることが見つからないとベッドサイドに足を運べない学生もいる。私は、そうした学生たちと一緒にベッドサイドに出向き、傍にいることの意味を見つけ出してもらえるよう悪戦苦闘している。こうして笹原さんは、今なお、看護において患者の傍にいることの大切さを、私に教えてくれている。

■確かな身体経験から「ヒューマンケアリング」を考える

ワトソンは「伝統的－医学的－自然科学モデル」だけに看護の根拠を求めるのではなく、「個々人のかけがえのない、言葉ではなかなか表現できないヒューマンケアリング－ヒーリング[8]」の経験を重視した。私がしくしく泣く笹原さんのもとを離れられず背中をさすり続けた経験は、その瞬間において、ともに大きな苦しみに襲われ、ともにわずかでも救いに向かった「トランスパーソナル」な関係にある二人が生み出した一つのできごとになっていたのだろうか。ワトソンがガドウを引用して「存在が、存在だけのために意味を与え、存在しているということだけで統合性が生みだされた

［8］ ワトソン 2014 前掲［2］pp. 17-18

時、その存在には尊厳がある」と述べたことをみれば、私が笹原さんのそばにいたことは存在の尊厳を伴う行為であった。それは、笹原さんと私の身体的な交流、あるいは、心的－感情的な交流を超えて、私は笹原さんの苦しみをわが身に感じ取り、おそらく笹原さんは私の慰めを彼女の身で感じ取り、互いに苦しみから少しだけ救われた現象であった。ワトソンによれば、私はこの時、他者の深い苦しみを癒やしたい自己を知り、自らの「高次のスピリチュアルな感覚や魂」に触れたということになる。

泣いていた笹原さんとその背中をさする私は、その瞬間に「自らの存在のありようを生成」[9]した。幼い子どもを遺して逝かねばならない笹原さんからは身体を通じて苦悩があふれ、看護師になったばかりの私にはその苦悩する身体に癒やしの必要性を見ていた。背中をさすり、さすられるうちに、それぞれに見えていた場（現象野）が救いに向かって重なり合った。そして、このできごとは私の生活史の一部となって、いまだに折々に私に語りかける。ワトソンが言うように、身体は「滅びる」が、「魂やスピリットは生き続ける」[10]のであり、笹原さんの「魂やスピリット」が今なお私に生きていることの証しなのだろう。苦しむ笹原さんの存在に応じた私の行為が意味のあることだったという漠然とした理解は、現在の事象の可能性を広げ、私は病む人の傍にいることの大切さを看護学生に伝えている。

ワトソンの看護理論は、私がうまく理解できていなかった経験を「トランスパーソナルヒューマンケアリング」という概念で明確にした。それは、「対人関係のテクニ

[9] ワトソン 2014 前掲［2］p.104

[10] ワトソン 2014 前掲［2］p.82

ックというよりも道徳的な理念」であり、「人間性と尊厳を守り、高め、保持すること」に向かう「熱意を伴う」ものだという。

その定義に納得する反面、実感が伴わずに捉えにくさが残る部分もある。その引っかかりは、「魂やスピリット」という経験的にはなんとなくわかるが、目に見えない意識的なものが理論の主要概念とされているからだ。私は笹原さんのやせ細った背中が震えているのを見るや否や、駆け回っていた足が止まった。その背中の震えは泣いていることを即座に意味しており、私の関心を一気に引き寄せた。そして、思考を凝らさなくとも、自然と手が出て背中をさすっていた。私もつらいときには涙が出て、嗚咽すれば身体は震える。そういう身体的な経験をしてきたからこそ、笹原さんを見た瞬間にその意味に訴えかけられ立ち止まった。そして、背中をさすることのケアの意味を「身体」がわかっていたからこそ、自然と手が出たのである。私の手には笹原さんの着ていた寝巻きの生地の肌触りや痩せた笹原さんの骨ばった感触、身体の震えが伝わり、笹原さんには背中を上下する私の手の温度などが感じ取られていただろう。それは、ワトソンが言うような、私の意識に起こるスピリチュアルな次元というよりも、「苦しむ身体」とそれを「見過ごせない身体」との間に生起したことだ。この身体の感応こそが笹原さんと私の「トランスパーソナル」な関係を作り出した可能性がある。そして、それらの身体の間で交わされた尊厳ある癒やしは、今の私の身体に働きかけ、私は笹原さんを思い出して胸苦しさを感じたり、看護学生に声をかけたりしている。ワトソンは、ナイチンゲール没後百年を経た看護学に、倫理的・哲学的基盤を固めるため「トランスパーソナルヒューマンケアリング」を理論化した[11]。一般的な法則では捉え難い看護のあり方を概念化、理論化して位置づけた功績に敬意を払いつつ、心的・感情的な次元、スピリチュアルな次元よりも、私たちに確かに起こっている「身体」の次元から看護を捉え直した時、高度化・デジタル化された現代医療のなかで、「病む人の傍らにいることがもつ看護の意味」を力強く伝える身近な理論になるのではないかと考えている。

〔細野知子〕

[11] ワトソン 2014 前掲 [2] p.4

8-3

現象学的人間論

――パトリシア・ベナー

■〈人を気づかい世話をする実践〉としての看護

ベナー[1]（Patricia Benner）は、一九六〇～七〇年代にかけ加速していった「自律性と個人主義と競争心に高い価値を置く高度技術社会」のもとで、看護の「隠れた重要な働き」である〈**人を気づかい世話をする実践**〉が正当な評価を受けていないという問題意識を持っていた。これらの実践がもつ知は、個別具体的であり、「人間が状況に身を置きかかわり合うことで初めて成り立つ知」である。ベナーは、臨床の営みの中で生まれているが記録されていない知である実践知から新しい看護学の基礎を確立することを目指して、従来の自然科学主義や個人主義、技術主義的な人間観に基づかない、**現象学的な人間観**による看護を理論化した。[2][3]

ベナーは四十一歳（一九八四年）の時に出版した『ベナー看護論』[4]を皮切りに精力的に著書を出し、多数邦訳もされている。来日したベナーの講演を聴いた読者も多いことだろう。哲学者**ドレイファス**[5]の技術獲得の過程モデルや**ハイデッガー**[6]や**メルロ＝ポンティ**[7]らの現象学の思想、心理学者**ラザルス**[8]の研究への参加などがベナーの思想を

［1］ パトリシア・ベナー（1943-）

［2］ Benner, P. 1984 *From novice to expert: Excellence and power in clinical nursing practice.* Boston: Addison-Wesley（ベナー／井部俊子・井村真澄・上泉和子・新妻浩三（訳）2005『ベナー看護論――初心者から達人へ（新訳版）』医学書院 pp.1-2）

［3］ Benner, P., & Wrubel, J. 1989 *The primacy of caring: Stress and coping in health and illness.* Boston: Addison-Wesley.（ベナー、ルーベル／難波卓志（訳）1999『現象学的人間論と看護』医学書院 p.iii）

［4］ Benner 1984 前掲［2］

［5］ Hubert Lederer Dreyfus（1929-2017）アメリカ合衆国の哲学者。エトムント・フッサール、モーリス・メルロ＝ポンティ、マルティン・ハイデッガー、ミシェル・フーコーなどヨーロッパ現代哲学の研究と並んで、人工知能に対する哲学的批判を継続的に行った。ベナーは

支えている。また、看護に関しては、ヘンダーソン[9]の影響を受けており、ジュディス・ルーベルとの共著[10]では、ヘンダーソンが序文を書いている[11]。

ベナーが理論化した現象学的人間観では、人間を人間たらしめているのは何かを気づかうという存在の仕方であるとするハイデッガーの思想をなぞりつつ、「我々が何かを大事に思う」存在であることを看護の本質的な問題とする。看護師であれば、問題を抱えた患者がよい方向に向かうことを大事に思い、その人に巻き込まれつつかかわる。問題を抱えたその患者が生きる状況は看護師に働きかけ、その人がよくなるように気づかって様々なケアをしている。「我々には気づかいの能力があり、我々は何か・誰かに巻き込まれ、自らの関心によって己れのありようを規定される」。そして、「状況そのものが我々にとってある力を持って」いるとする。ベナーは臨床でのこのような〈人を気づかい世話をする実践〉を一つひとつ記述して可視化し、看護理論をつくった。

この現象学的人間観を構成する主要概念には、「**身体化された知性**[12]（embodied intelligence）」「**背景的意味**（background meaning）」、「**関心**（concern）」、「**状況**（the situation）」がある。これらの概念に基づいて、その現象学的人間観を紹介しよう。

「身体化された知性」は、人間が身体的存在であることを示している。人間は「生まれつき具わっている能力」を通じて自らを取り囲む世界を把握し、「文化的な習慣的身体」や「道具を身体の延長のように」使うことを通じて、自分が出会う状況の中

ドレイファスを経由して現象学を学んだ。

[6] Martin Heidegger（1889–1976）ドイツの哲学者

[7] Maurice Merleau-Ponty（1908–1961）フランスの哲学者

[8] Richard Lazarus(1922–2002) アメリカの心理学者。ストレス学の権威であり、「ストレス・コーピング」理論を構築した。ベナーはラザルスの研究に参加して博士論文を執筆した。

[9] 2–2参照

[10] [3] ベナー、ルーベル 1999 前掲

[11] 筒井真優美（編）2015『看護理論家の業績と理論評価』医学書院 pp. 420-421

[12] 難波卓志氏は「身体に根ざした知性」と訳しているが、本稿ではよりわかりやすい表現で示した「身

に一定の秩序を看取している。それゆえに、「身体化された知性」がうまく働いているときにはいつもどおりに過ごすことができ、自らの身体を気に留めることもないが、うまく働かなくなったときには「身体化された知性」のあり方を思い知られるのである。

「背景的意味」は「世界に対する理解の様式」であり、その人が生きる文化の影響を受ける。ベナーは、アメリカでは「状況を自分の力で支配する」ということが文化的な背景的意味の一つになっていることを例示している。そして、ある文化の中で生きていくにつれて、人びとの「背景的意味は変様し、新しい形態を取り入れていく」のである。

人が、普段、特別に意識せずとも円滑に生活していけるのは、「身体化された知性」や「背景的意味」のおかげだが、人にとって「何かが大事に思われる」こと、ゆえに世界に巻き込まれて関与するという人間のあり方を「関心」と呼んでいる。ベナーが「ある人にとって何が大事に思われるかを決めるのが**気づかい**（caring）である」[13]と述べるように、「気づかい／関心」という人びとのあり方は、「現象学的人間観の鍵になる特性」である。そして、人間は「関心」を持つことで「状況」に「巻き込まれる」。人は、数値化が可能な環境の中で生息するというよりは、自分にとっての意味を生きる存在なのである。[14]

「身体化された知性」と「背景的意味」と「関心」を通じて、人びとは目の前に広

体化された知性」（榊原哲也 2018「看護に恋した哲学者と読む ベナーがわかる！ 腑に落ちる！（第5回）現象学的人間観③気づかい／関心」『看護教育』59(9), 830–835）を用いた。

[13] ベナー、ルーベル 1999 前掲[3] p.1

[14] ベナー、ルーベル 1999 前掲[3] pp.46–57

がる「状況」を自分にとっての意味から直接つかんでいる。これが、『『人間を物扱いする』時代、医療がもっぱら科学技術の手に委ねられている時代』に、新しい看護学を目指して体系化したベナーの現象学的人間観である。[15]

■注意を守らなかった患者が変わったのは?

こうしたベナーの現象学的人間観は、心理学や行動科学などの一般的な法則だけでは理解できない複雑な臨床のできごとを読み解く道標となる。ベナーの理論から思い出したのは、看護学実習の場に参与する様々な人びとの「気づかい/関心」が行き交いながら、なかなか変わらなかった患者が自分に必要な行為を身につけていった場面だった。病棟の看護師たちも困っていたその患者がなぜ変わったのかを、ベナーの現象学的人間観とともに追っていきたい。

看護学生Bさんは、血液疾患で化学療法を受けていた松木さん(仮名)を受け持っていた。松木さんは六〇歳代の男性で生活保護を受けながら一人暮らしをしていた。松木さんは自宅で倒れていたところを救急搬送され緊急入院となったが、それまで病院に行ったことはなく、健康診断も受けていなかった。救急隊員の記録には、自宅内は衛生状態が悪く、物が散乱して、足を踏み入れるに躊躇するようなありさまだったことが書かれていた。緊急入院した松木さんは、精査の結果、血液の悪性腫瘍であることが判明した。すぐに化学療法が開始され、Bさんは一通りの治療が終了する頃か

[15] ベナー、ルーベル 1999 前掲 [3] p.iv ヘンダーソンが寄せた序文を参照

ら松木さんにかかわり始めた。今後の治療方針を決めるときでもあり、松木さん自身は治療の継続を望んでいたが、松木さんの娘さんは「こんな父親に治療は不要」と言い切り、親子関係はいいものとは言えなかった。

入院後、化学療法の影響で免疫機能が下がった松木さんは個室に隔離されていたが、室内のトイレを使うこともめんどくさいと、ごみ箱で用を足すこともあった。看護師の言うこともあまり聞かないようで、実習指導者や師長は、実習で看護学生が松木さんを受け持つのは難しいのではないかと心配していた。教員の私もその情報を聞き、松木さんを受け持つことになったBさんの様子を気にかけていた。

Bさんは、こうした周りの心配をよそに、松木さんのベッドサイドによく足を運んでいた。実習中に松木さんの免疫機能はさらに下がり、専用の隔離室に移動した。そこは、免疫機能が大きく低下し、感染のリスクが非常に高い人たちが入る部屋で、室内は陽圧に管理され、外から入る場合は、手洗いをしたうえで、ガウンとキャップ、マスク、手袋を着用して、専用の下履きに履き替えて入室しなければならなかった。さらに専用の清掃員が中に常駐しており、室内のトイレや手洗い場を使用する度に掃除していた。松木さんは、さすがにごみ箱で用を足すことはなかったが、トイレに行っても手を洗うことはなく、自分の抵抗力が下がっていること、そのために清潔を保つことが大事であることには無頓着だった。Bさんは、松木さんが感染から自分の身を守ることができるようにと、トイレの後と食事前の手洗いを実行してもらえるように看護計画を立てた。松木さんの目に届くように手の洗い方をイラストにし、濡れてもいいように加工して、洗面台の脇に置いた。そして、松木さんにたびたび手を洗うように声をかけ続けた。しかし松木さんは「わかったよ」と返事をしながら、その行動は変わらなかった。

ベナーの現象学的人間観に基づいて考えるならば、松木さんには、入浴、洗顔、手洗いなどの清潔習慣があまりなかった。トイレでの排泄は一般的には当たり前のことだが、それも松木さんにはそうではなかったようだ。手が汚れても洗わないこと、トイレに行きたくなればその辺で用を足すこと、それらは松木さんの「身体化された知性」だった。仕事に行っておらず、一人で過ごしていた松木さんはどこかが汚れていても何かを言われるわけでもなく、清潔を保とうとする「背景的意味」を持っていなかった。その松木さんが急に医学的な感染の概念を教えられ、感染予防のため清潔に行動するよう要請されたのである。免疫機能が下がっても、隔離されても、自覚的な身体のあり方は変わらない。いくら清潔の重要性を説かれても、松木さんの「身体化された知性」がはたらき、普段どおりにふるまっていたのだろう。松木さんの中では、過ごす場所が違っても、それまでどおりにはたらく自分の身体で生きていたのだ。

しかし、実習が終わりに近づいた頃のことだ。Bさんと一緒に松木さんの隔離室に入ると、松木さんが洗面所で手を洗っていたのだった。私は思わず「松木さん、手を洗っているのですね！すごいですね！」と声が出た。Bさんもうれしそうに松木さんが手を洗う姿を眺めている。松木さんは照れ臭そうに「おう！」と答え、Bさんの作成した手洗いのイラスト通り、指の間や手の甲、手首なども入念に洗った。Bさんと私が喜んでいると、その病室内で働いていた清掃員の女性が、「いや、学生さんが教えてくれてるんだから、ちゃんと洗いなさいって言ったのよ！」と笑顔で言った。その女性は、Bさんと松木さんのやりとりを何度か目撃しており、言われたように手を洗わない松木さんを個人的に諭していたのだった。隔離室のためマスクとキャップでお互いの表情が見えにくい中、私たちは松木さんの姿を見ながらうれしさを分かち合った。

このような松木さんへの看護も、ベナーの観点から次のように考えられる。看護学を学んだ者であれば、患者がよりよい状態になること、そのために患者がセルフケアを身につけられるようかかわることが「背景的意味」になっている。それゆえ、感染リスクの高い松木さんへの「気づかい」が生まれる。その「気づかい」は不潔なままでいることを「関心事」に仕立て上げる。感染リスクの高い松木さんが不潔なままである「状況」に、Bさんを始め教員や看護師たちも「巻き込まれ」、松木さんの行動を修正できるように正しい知識を提供したり、そのつど手を洗うように声をかけたりしたのだ。

「身体化された知性」がはたらくままに過ごしていた松木さんだったが、免疫機能がさらに下がり、本格的な隔離室へと移動になった。以前の個室よりも空調の音が大きかったり、清掃員も常駐したり、一般病室と比べるとものものしい雰囲気を感じていたであろう。そこに、Bさんが毎日やって来て、松木さんのバイタルサインズを測ったり、身体を拭いたり、頭を洗ったり、手洗いの必要性や方法を説明していった。Bさんとの関係は日々馴染んでいき、Bさんが自分の傍にいることに違和感はなくなっていただろう。それに、清掃員は、隔離室に入っている松木さんにとって一番身近な存在だったのかもしれない。実習中に会った清掃員たちは、見たところ中年以上の女性ばかりだった。そのような年配の女性たちには、周りの人に親しげに自然にかかわることが「背景的意味」になっているだろう。そうした中で、ある清掃員は、松木さんに一生懸命かかわるBさんと、学生に言われたように手を洗わない松木さんのやりとりを見て気にかかっていたのだった。患者がトイレを使うたびに清掃しているため、彼女は医学的な知識がなくとも、患者に清潔が必要なことがわかっていただろう。また、松木さんに必要な清潔の実行を願う若い学生の思いもわかっていただろう。彼女は二人を「気づかい」、そのやりとりが「関心事」となり、Bさんに言われても手を洗わない松木さんの「状況」に「巻き込まれ」て松木さんを諭したのだった。

あの松木さんが手を洗った！　Bさんだけでなく、教員や病棟の関係者たちまでもが、看護のうれしさを体感できる機会となった。

■様々な気づかいの交流が看護をつくる

看護はチームで実践するものだ。ベナーも達人看護師のナラティブから、看護師たちが「有効に機能するのにチームは不可欠なもの」だと捉えていることを明らかにしている。[16] 看護の場に居合わせた様々な人びとの「気づかい／関心」が行き交うことで成立した松木さんへの看護を、ベナーの現象学的人間観から振り返ってみると、新たなチーム看護のあり方が見えてくる。

松木さんは清掃員からの「気づかい」が後押しとなってトイレの後に手を洗った。彼はなかなか手を洗うという行動をとらなかったものの、日々、Bさんや看護師たちから向けられる「気づかい」に気づいていたのだろう。あるいは、免疫機能の低下が進み、隔離が長期化して、自分自身に「気づかい」が生じていたのかもしれない。あるいは、医師や看護師たちから疾患や治療について教わり、病状をコントロールしていくということが松木さんの「背景的意味」になっていったのかもしれない。松木さんには手を洗うことが「関心事」となり、トイレ後の場面が感染から身を守るために手を洗う「状況」として立ち現れた。その「状況」に「巻き込まれた」松木さんは、Bさんがイラストにしていた手の洗い方を見ながら手を洗った。その姿は、Bさんを始め、彼にかかわってきた多くの人たちを喜ばせた。松木さんはその喜びに触れ、自分を気づかってくれた人たちの存在を確かめただろう。一人で自由に過ごしてきた松

[16] ベナー 2005 前掲 [2] pp. 131-132

[17] 清掃員の後押しにより松木さんへの看護が成立したことは、人とモノ、人と人とのかかわりのなかで状況がつくり出されていくと考える状況論とも通ずる（香川秀太 2011「状況論の拡大 ― 状況的学習、文脈横断、そして共同体間の「境界」を問う議論へ」『認知科学』18(4), 604-623）。松木さんをめぐっては、看護職が中心になっていたが、松木さんの周りの様々な人びとが様々な形で彼にかかわり、看護という状況がつくり出されていった。そして、

木さんだったが、周りの人たちから向けられた「気づかい／関心」に応えることの喜びを知り、治療が他者とともにあることとして松木さんの「背景的意味」が塗り替わっていったと考えることができる。その後、自らの身体を気づかう手洗いが松木さんに習慣化されたのならば、他者からの「気づかい」が松木さんの「身体化された知性」を変えたことになる。松木さんの変化は、看護における他者の「気づかい」が、患者の「身体化された知性」をより健やかな方向に変える可能性を教えてくれてもいる。

こうしてBさんが受け持った松木さんへのかかわりを振り返ってみると、看護学生、看護教員、看護師だけが看護を成立させているわけではないことが見えてくる。治療の場に偶然居合わせた清掃員の女性が、日々の看護に触れる中で、その関心が看護と同じ方向を向き、松木さんに後押しをしたことで、松木さんが感染しないようにするケアが実を結んだ。ベナーは一人の看護師が初心者から達人になっていくプロセスを理論化しているが、看護が行われる場に目を向けたとき、看護職という境界を越えて、そこに居合わせた人びとの「気づかい／関心」が交流して看護が成立することもある。専門職として看護のアイデンティティを確立する一方で、日常的な看護の場面に参与する様々な人びととの何気ない「気づかい／関心」もチーム看護をつくっているかもしれないと考えたい[17]。

〔細野知子〕

彼が手を洗ったことにより、その看護が一つの成果を出すという状況が生まれた。病院での患者への看護を看護職だけに閉じた活動とみなせば、ケアを結実させた清掃員の松木さんへのかかわりは注目されない。状況論を援用すれば、看護職を超えた人と人とのかかわり合いが看護という状況をつくっていったことが見えてくる。

心理学などの社会諸科学から教育実践や医療実践などのフィールドまで広く導入されている状況論に基づけば、上述したように様々な人がつくる新しい看護のあり方が見えてくるが、これらの状況が「気づかい」からつくられていることは見えづらい。ベナーに倣えば、ここで松木さんにかかわる個々人は、免疫機能が低下した松木さんを「大事に思う」存在であっただろう。そして、松木さんは、周りからの気づかいによって自分の身体を「大事に思う」存在になった。病む人を「気づかい」ながら周りの人びとがかかわり合うなかで看護という状況がつくられた時、看護職の境界を越えてケアが成立することもあるのだ。

9章　役割と人間発達

9-1

母親役割発達

――ラモナ・マーサー

■**女性が母親になるプロセスを段階的にとらえる**

ラモナ・マーサー[1]（Ramona T. Mercer）は、母親らしさが獲得されていく段階と、妊娠中の女性が達成すべき母親としての四つの課題[2]（maternal tasks）を明らかにしたルヴァ・ルービン[3]（Reva Rubin）の学生だった。[4]

マーサーは、「**母親になること**（becoming a mother）」とは、身体的にも心理的にも社会的にも大掛かりな営みであると捉え、「**母親になるプロセス**（the process of becoming a mother）」は、自分の未知なる弱さを経験する大きな挑戦でもあると論じた。[5] そして、ルービンの掲げた母親としての四つの課題を発展させ、女性が「母親になるプロセス」を四段階に分けて言及し（表1）、女性が子ども（わが子）を愛おしく思い、子どもと触れ合い、母親として自信を持つこと、さらにこうした事実に対して湧き上がってくる喜びこそが、まさに、女性が「母親としてのアイデンティティ」を獲得したことの最終的な証しだと述べた。そして、「母親になること」に影響を及ぼす要因を、年齢、生育歴、健康状態、性格、ソーシャルサポートの有無といった母親

[1] ラモナ・ティーメ・マーサー（1929-）

[2] ①母子ともに安全に妊娠・出産を乗り越える。②母子ともに社会に受け入れてもらえるよう努力する。③子どもとの絆を形成する。④子どもに与えることと子どもから受けることの相互行為からその意味を深く追求する。以上の4課題。

[3] ルヴァ・ルービン（1919-1995）助産師として活躍していた実践家であり、教育者でもあった。母親役割行動や母子相互作用にみられる母性的な行動の特徴や、母親がわが子をどのように認知しているのかを探究し続け、母性看護の専門家や研究者に有用な理論的基盤を構築した最初の理論家である。

[4] 我部山キヨ子・武谷雄二（編）2015『助産学講座1 基礎助産学[1]助産学概論 第5版』医学書院 pp.57-58.

[5] Mercer, R. T. 2006 Nursing support of the process of becoming

側の要因と、健康状態、器質的特徴、容姿、サインの明瞭性といった子ども側の要因の二つに分けて明らかにしている。[6][7]

表1　マーサーによる「母親になるプロセス」
（Mercer, 2004、Mercer, 2006をもとに著者作成）

第1段階	予期的段階（anticipatory stage） 妊娠中、「母親になること」に対して長期に心理的・社会的に準備する段階。まだ生まれていないわが子に対して責任感と愛情を抱くようになり、母親になるとはどういうことなのかを空想する。
第2段階	形式的な役割取り込み段階（formal stage） 「母親になること」に関わる知識を獲得し、形式的な子育て行動を始める段階。出産後２〜４または２〜６週までの期間に相当し、身体的回復を図る時期でもある。わが子の体をよく観察して自分に似ている特徴を見つけたり、家族としての一体感を感じ取る。また、わが子の反応をみながら試行錯誤し、育児の方法やわが子の喜ばせ方を学習していく。専門家のアドバイスを聞いたり、他の母親の模倣をしながら、形式的な育児行動を取り始め、経験を重ねながら行動変容が生じていく。
第3段階	型にはまらない役割形成段階（informal stage） 自分や自分の家族に合わせた自分なりの育児行動を形成し始める段階。出産後２週から４ヶ月までの期間に相当する。わが子の発するサインを読み取れるようになり、自分自身の判断でわが子に最善を尽くせるようになる。また、育児に自信を持てるようになり、自身の経験知に基づいた育児行動を再構築する。と同時に、パートナーに対する親近感を強め、「ともに子どもを世話する存在」とみなし、お互いの責任範囲をより明確にさせるようになるなど、周囲の人々との関係性にも変化がみられる時期でもある。女性は、「母親として」周囲の人々との関係性の変化に適応することで、「母親として当たり前のこと」に方向転換していく。
第4段階	一個人としてのアイデンティティ形成段階（personal identity） 女性が「母親としてのアイデンティティ」を獲得し、女性個人のアイデンティティに母親役割が統合される段階。出産後４ヶ月頃に相当する。わが子への愛おしさが増し、わが子への理解が深まっていくことで、“母親である自分”に有能感や自信を持つようになる。

a mother. *Journal of Obstetric, Gynecologic, and Neonatal Nursing,* 35(5), p.649

［6］ Mercer, R. T. 2004 Becoming a mother versus maternal role attainment. *Journal of Nursing Scholarship: An Official Publication of Sigma Theta Tau International Honor Society of Nursing,* 36(3), p.231

［7］ Mercer 2006 前掲［5］pp.649-650

マーサーは、「母親になって最初の一年間における母親役割の達成に影響を及ぼす要因についての、最も完全な理論的枠組みを開発した人物[8]」と言われている。マーサーによれば、「母親になること」に対する意味づけや、いかに円滑に「母親になるプロセス」をたどれるかどうかは、母親側の要因と子ども側の要因だけではなく、双方が置かれている状況にも影響される。[9] つまり、母子を取り囲む「環境」が、母親が「母親になること」をどのように受け止め、どのように表現し、どのように取り組むかに影響を与えるとし、①近接する家族／友人の要因、②地域（コミュニティ）要因、③社会文化的要因の三つに分けて、母親役割の達成に影響を及ぼす「環境」について論じている。[10] 例えば、①近接する家族／友人の要因には、育児や家事に対する価値観や性役割観、妊娠・出産や乳児の発達に関する知識やスキルがあり、これらが、女性が「母親になること」や、「母親になるプロセス」をどのようにたどるかに影響を及ぼすとし、同様に、②地域（コミュニティ）要因である近隣の人々のサポートのあり方やコミュニティに存在する保健・福祉・保育・教育・就労関連の機関や、③社会文化的要因である様々な社会制度や法律、文化規範といったものが、[11] 母親役割の達成に影響を及ぼすとしている。[12] マーサーは、多くの母親が産後四ヶ月までに母親役割を獲得する一方で、これらの「環境」要因が複雑に絡み合うことで、産後一年経っても母親役割を獲得できない母親の存在も明らかにしている。[13]

［8］ Tomey, A. M. & Alligood, M. R. 2002 *Nursing theorists and their work* (5th ed.) Mosby.（都留伸子（監訳）2004『看護理論家とその業績（第3版）』医学書院 p. 486）

［9］ Mercer 2006 前掲［5］p. 650

［10］ Mercer 2006 前掲［5］p. 650

［11］ マーサーは、環境要因すべてに影響を及ぼすものと位置づけている

［12］ 我部山・武谷 2015 前掲［4］p. 78

［13］ 我部山・武谷 2015 前掲［4］p. 58

■やって見せ、見守ることで、母親になることを後押しする

「母親になること」を、助産師としてこれまでどのようにとらえ、支援してきたのかを、マーサーの理論に沿って振り返ってみる。

最初に、女性が「母親になること」を目の当たりし、「母親になるプロセス」に寄り添うことを経験したのは、私が看護学生の時である。母性看護学実習で私は、初産婦Aさんを、産褥一日目（分娩日を0日として起算した一日目）から五日間受け持たせていただいた。

産褥一～二日目は、Aさんにとっては母親一～二日目にあたる。授乳の時間になると、その日の担当助産師は、児をコット[14]に乗せて褥婦の元に連れていく。褥婦は、まだ出産の疲労が残っているうちに、わが子のおむつ替えや授乳を始めることになる。Aさんを訪れた助産師は、「授乳してみましょう」とAさんの膝上に児を連れていく。Aさんは、言われるままに「とりあえず授乳してみよう」とするが、どのようにすれば授乳ができるのかわからないといった様子だった。助産師は、無言でAさんのそばに近づきしゃがみこむ。児は眠っている様子でなかなか口を開けようとしない。助産師は「おっぱいだよー」と言いながら、児の口元を突いてみたり、足の裏をくすぐってみたりする。眠っている児を起こそうとすることを楽しんでいる助産師と、いきなり授乳させられる状況に戸惑っているAさんの様子がとても対照的だった。何かの拍子で児の口が大きく開いた瞬間、助産師は児の頭を押し上げ、児の口にパクッと

[14] 産婦人科や小児科で使用される、新生児用のキャリーベッドのこと。

Aさんの乳首をふくませた。助産師は、そのまま右手で児の頭を固定し、左手でAさんの腕を引き寄せ、児の体を抱きかかえさせた。あっという間の出来事に感動している私と、何が起こったのかよくわからずに唖然としているAさんがいた。児は、されるままに乳首を吸い続けている。助産師は児の様子をじっと見つめながら、児を褒めるように、もしかしたらAさんに聞こえるように「そうそう、上手」と言いながら、「赤ちゃん、吸っているのわかりますか」とAさんに尋ねた。Aさんは頷いた。助産師は無言のまま児の口元を凝視し、Aさんの背中を左手で力強く支え、児の頭を支えるAさんの左手を自分の右手でさらに包み込んで微動だにしなかった。これが、私が初めてみた授乳指導の一場面だった。「指導」というと、専門職が一方的に講義するようなものだと思っていたが、この助産師は、多くを語らず、実行動で授乳指導を行っていた。それは、学生の私にはとても斬新な光景だった。

その後、Aさんが母親三〜四日目になると、Aさんは一人でも授乳するようになっていた。それまでは、助産師に言われるままに姿勢や手の位置を変えるだけだったAさんが、ひとりで「自分なりに」授乳するようになっていた。「こっち吸ってごらん、こっち」「ぱっくんして、ぱっくん」と児に語りかけながら、「自分のペースで」授乳し、「自分なりに」児を抱き直したり、乳首をくわえ直させることもあった。そして、児が穏やかに吸啜（きゅうてつ）を始めると、Aさんも穏やかな様子を見せながら授乳を続けられるようになっていた。僅か一日で、見違えるほどの変化だった。授乳に没頭する

Aさんの表情からは、ひとりで授乳できていることを実感できていることも伝わってきた。母親となったことの幸せをかみしめているのだろうと思えるその様子は、私の目にとても神々しく映った。「たった一日で、こんなに上手に授乳ができるようになるものなのか」「お母さんは最初からお母さんなのではなく、赤ちゃんと一緒に少しずつお母さんになっていくんだ」ということに気づかされ、初めて「お母さんが『お母さんになっていく』ことに寄り添う専門職になりたい」と思った。

さらに産褥五日目の退院日が目前ともなると、授乳以外に「わが子」を世話するAさんの様子が、頻繁に目に映るようになった。自らの意志で児を新生児室に預け、自分のための時間も確保するようになっていった。ただ児を見つめ、語りかけることも増えていった。児を世話することに対して、頭で考えるのではなく、Aさんの身体は反射的に動くようになっていた。助産師に促されて形式的に育児技術を繰り返しながら、「そうしなければならないもの」「そうあるべきもの」として「頭で考えながら」行っていた母親役割が、いつの間にか「母親として当たり前のこと」「母親として普通のこと」へと移行してきた現れであったのだと振り返ることができる。

■教えすぎず、見守り、肯定を繰り返すことで母親になることを加速させる

ここでは、マーサーの「母親になるプロセス」に、産褥日数に応じたAさんの様子を重ねてみる。

まず、産褥一日目のAさんの授乳の様子である。助産師に言われるままに授乳してみようとするAさんの様子は、他人任せで受動的ともいえる。マーサーの理論に依拠すれば、「母親になるプロセス」は、妊娠中から始まっている（予期的段階）。しかし女性は、妊娠したからといって、すぐに胎児への愛着が形成され、親役割を獲得できるわけでもない。一般的に、妊娠中期になり、胎動を初めて感じることによって母親となる実感がめばえ、胎児への愛着を感じ始める。この時期は、育児用品を選んだり、母親学級に参加したり、妊娠・出産・育児に関する情報を集めたり、身近な母親モデルを探索するようになる。[15] マーサーは、「妊娠中の比較的長期にわたる時期」を予期的段階としているが[16]、実際に女性たちは、妊娠中のどれほどの時間を心理的・社会的準備にあてられるのだろうか。助産師によってわが子を膝上に乗せられ、「とりあえず授乳してみようとする」Aさんの様子からは、「授乳する」という現実に、まるで何も準備できていなかったのではないかと推察する。

マーサーによれば、女性は出産することで、自動的に「形式的な子育て行動を始める」段階（形式的な役割取り込み段階）に進む[17]。産褥一、二日目のAさんは、出産の疲労が残り自分のことで精いっぱいで、わが子が連れてこられるのを受動的に待っていた。授乳では助産師が、「まずベッドにしっかり腰かけてお胸を出して…」など、授乳の手順を次々と声に出していた。まるで、Aさんを型通りに誘導し、「形式的に」授乳を経験させているような印象だった。そこから日を追うごとに、受動的であった

[15] 森恵美ほか著 2016『系統看護学講座 専門分野Ⅱ 母性看護学2 母性看護学各論（第13版）』医学書院 p.81

[16] Mercer 2004 前掲［6］p.231

[17] Mercer 2004 前掲［6］p.231

Aさんの授乳行動は、能動的な「自分なりの」母親役割行動のひとつへと変容していったのである。Aさんを担当する助産師の誰もが、「ママの抱っこは嬉しいねぇ」など、子どもの肯定的感情を代弁することを行っていた。こうした助産師の発語は、Aさんが「わが子の反応」に目を向けるきっかけとなり、「わが子を喜ばせる」方法を知る手がかりとなっていただろう。マーサーは、出産後二～四または二～六週の期間が「母親になる」ことの第二段階に相当すると論じているが、Aさんの授乳やおむつ替えの様子からは、Aさんが母親一～二日目で早くも「母親になる」ことの第二段階終盤に到達していたのではないかと思えた。

そして産褥三～四日目、助産師の淀みない「誘導」は一切聴かれなくなった。助産師はただ、Aさんと児の様子を静かに見守り、「そうですね、大丈夫ですね」と、Aさんに肯定的なフィードバックを繰り返していた。Aさんは、助産師や学生の存在を気にすることなく「自分なり」に授乳を続けることを楽しんでいた。この時のAさんの授乳の様子をマーサーの理論にあてはめると、「自分の判断でわが子の世話をし」、「わが子を世話していることに自信を持ち始め」、「自分なりの育児行動」として、授乳していることになる。つまり、マーサーが、多くは出産後二週から四ヶ月までの期間に見られるとしている[18]「女性が自分自身と家族に合わせた自分なりの育児行動を築き始める時期」である「母親になるプロセス」（型にはまらない役割形成段階）に、Aさんが産褥三～四日目のうちにたどり着いていたということができる。

［18］ Mercer 2004 前掲［6］p.231

最後に、マーサーのいう「母親になること」の四つめの段階（一個人としてのアイデンティティ形成段階）について考察する。マーサーによれば、自分なりの育児行動を再構築することを通して、わが子への愛着がより一層増し、「母親となること」への最終段階に到達するということになり、それは多くの場合、出産後四ヶ月頃の時期に相当する。[19] また、女性が子どもを愛おしく思い、子どもと触れ合い、母親としての自信をもち、さらにこうした事実に対して母親自身が喜びを感じている事実こそが、母親としてのアイデンティティを獲得したことの証しであるという。[20] 残念ながら、出産後四ヶ月頃のAさんを知ることはできなかったが、退院間近の病室で、わが子を愛おしそうにじっと見つめたり、語りかけたりするAさんの様子は、まさにAさんが「母親となること」への最終段階に到達したことの現れであり、Aさんなりの「母親としてのアイデンティティ」の現れだと捉えることができるのではないだろうか。

日本における経腟分娩後の入院期間は、アメリカが二四～三六時間であるのに対し、五～七日と長く、母親が母乳育児や育児技術を習得したり、退院後のセルフケアを獲得するため、助産師を中心に手厚い支援が行われる。[21] しかし近年は、分娩取り扱い施設の減少といった理由から、産後の入院期間の短縮化が進められており、[22] 国は、育児指導を受ける機会や、育児相談できる機会が減少することへの不安や、[23] 産後うつの増加、育児の孤立化を防ぐため、女性とその家族への産前産後のきめ細やかな、かつ切れ目のない支援を推進するため、母子とその家族が健やかな育児ができるよう支援

[19] Mercer 2004 前掲［6］p. 231

[20] Mercer 2004 前掲［6］p. 231、Mercer 2006 前掲［5］pp. 649–650

[21] 坂梨薫他 2011「産後早期退院の条件に関する選好と支援体制——医療職種別の視点から」『横浜看護学雑誌』4(1), p. 72

[22] 勝川由美他 2009「産褥入院期間とその短縮化に対する母子要因に関する全国調査」『母性衛生』50(3), p. 230

[23] 市川陽子・井関敦子 2013「早期退院に対する褥婦の認識」『三重看護学誌』15, pp. 62–63

することを目的の一つとする産後ケア事業を、市町村の努力義務としている。[24][25][26]「母親になる」スピードには個人差があるのかもしれないが、産後五~七日の間に専門職からの手厚い育児支援が受けられ、なおかつ、退院後にも切れ目なくこうした支援が受けられる母親は、「母親になる」ことを支援される環境（わが国に特徴的な社会・文化的背景）において、マーサーによる「母親になるプロセス」を、マーサーの提案する目安時期よりも格段に速くに踏み終えることができるだろう。

〔菱沼由梨〕

[24] 日本助産師会（編）2019『今こそ知りたい助産師のための産後ケアガイド』日本助産師会出版 pp.522-528

[25] 厚生労働省、産前・産後サポート事業ガイドライン及び産後ケア事業ガイドライン（平成二九年八月一日）
https://www.mhlw.go.jp/file/04-Houdouhappyou-11908000-Koyoukintoujidoukateikyoku-Boshihokenka/sanzensangogaidorain.pdf

[26] 厚生労働省子ども家庭局母子保健課「母子保健法の一部を改正する法律（産後ケア事業の法制化）について」（二〇一九年一二月六日）
https://www.jschild.or.jp/wp-content/uploads/2019/12/【概要】.pdf

9-2 環境と母子相互作用による発達

——キャスリン・バーナード

■ダイナミックに変化する母子の相互作用

母子相互作用は、乳児の発達に影響する重要な因子の一つであり、良好な母子相互作用が、新生児・乳児（子ども）の発達を促進することが明らかにされている。[1]

バーナード[2]（Kathryn E. Barnard）は、母子看護学および臨床心理学の領域における卓越した研究者であり、母親（または養育者）と乳幼児が、日常生活の中で頻繁に相互作用を繰り返していることに着目した研究者のひとりであった。[3] 彼女は、母親の豊かな感受性や反応性が子どもの認知発達を促進する重要な要素であることを示す様々な研究成果を応用させることで、**バーナード・モデル**（The Barnard Model）を開発した。[4] バーナードは、アメリカにおいては、家族の形態基盤が必ずしも血縁ではなく、子どもの主たる養育者が母親とは限らないという理由や、母親が雇用した「ケア提供者」が子どもの主たる養育者となることが多いという理由から、「母親」の代わりに「**養育者**（care giver）」という言葉を用いて母子相互作用について説明している。[5] ここでは養育者を母親に限定し、バーナードによって開発された**小児健康評価モ**

[1] 広瀬たい子 1989「Barnardモデルと母子相互作用、そしてジョイント・アテンション」『乳幼児医学・心理学研究』7, p.28

[2] キャスリン・E・バーナード (1938-2015)

[3] 横尾京子・中込さと子・荒木奈緒（編）2016『ナーシング・グラフィカ 母性看護学① 母性看護実践の基本』メディカ出版 p.17

[4] 広瀬 1989 前掲［1］p. 29

[5] 広瀬 1989 前掲［1］p. 32

デルと母子相互作用モデルを用いて、母子相互作用理論について概説する。

小児健康評価モデル

バーナードは、乳児（生後1歳未満の子ども）の健康状態に影響を及ぼす要因を探究する中で、母子相互作用の概念化という課題に直面している。そして、母子相互作用は、母親・子どもの二者に限定的に成り立っているものではなく、母子相互作用が生じている**環境**に大きく影響を受けながら成り立っているとし、「短期的にも長期的にも変化し得る」三者（環境・母親・子ども）が“dynamic interaction”の関係性にあると仮定した。[6] その結果、「環境」は母子相互作用に不可分な影響要因に位置づけられ、**母子相互作用**は、「母親」と「子ども」に「環境」を加えた生態学的モデルとして概念化されたのである。[7] その成果が「**相互作用モデル**」（interactive model）であり、[8] のちの「**小児健康評価モデル**（The child health assessment model)」の原型となっている。

バーナードは当初、母子を取り囲む「環境」が、「母親」と「子ども」に対して個別的かつ双方に同時に影響を与えていることを、三つの円を二重三重に重なり合わせたモデル（図1）によって表現している。[9][10] 各円の中には、「母親」・「子ども」・「環境」の特性を表す項目のうち、とりわけ母子相互作用に対する影響が大きい項目が明記されており、「母親」であれば子どもに対する適応様式、[11]「子ども」であれば、気質や適

[6] Barnard, K. E. & Eyres, S. J. 1979 Child health assessment. Part2: The first year of life, https://files.eric.ed.gov/fulltext/ED176864.pdf, p.137

[7] Lobo, M. L, Barnard, K. E., & Coombs, J. B. 1992 Failure to thrive: A parent-infant interaction perspective. *Journal of Pediatric Nursing*, 7(4), p.252

[8] Barnard & Eyres 1979 前掲 [6] p.138, Figure7

[9] Barnard & Eyres 1979 前掲 [6] pp.137-138

[10] Lobo, Barnard, & Coombs 1992 前掲 [7] p.252

[11] 子どもとのコミュニケーションの取り方や子どもに対する応答の傾向、子どもの要求に対する即時的な反応の仕方などを指す。

応能力があげられており、「環境」であれば、居住面積や騒音の有無・程度などの物理的状況や、兄弟・同居人・近親者の有無といった人的状況、親の収入や雇用状況、経済的支援の有無といった社会経済的状況があげられている。バーナードは、「環境」の良し悪しは「子ども」の成長発達に影響を及ぼすとし、「母親」と「子ども」を取り巻く環境が良好な母子相互作用を促進させているとき、その「環境」は、「子ども」の成長発達を最大限に引き出すものであるとしている。[12][13] また、「子ども」の気質や適応能力は、「母親」の適応様式のみならず、「環境」を含めた三者間の相互作用にも影響を及ぼすが、特に「母親」の〝子どもに対する適応様式〟については、とりわけ変化に富んでいるという理由で、母子相互作用に与える影響も格段に大きいと結論づけている。[14]

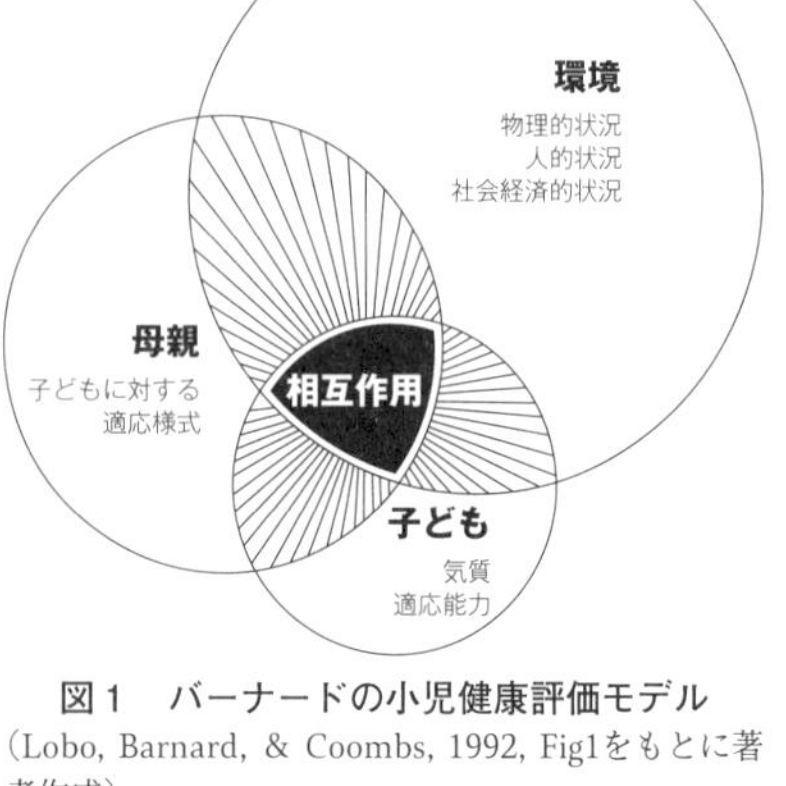

図1　バーナードの小児健康評価モデル
（Lobo, Barnard, & Coombs, 1992, Fig1をもとに著者作成）

バーナード・モデル

バーナード・モデル[15]（The Barnard Model）は、**バーナードの看護モデル**[16][17]とも呼ばれ、小児健康評価モデルのうちの、母親と子どもの二者関係（母子相互作用）に着目したものである。母親と子ども（以下、母子）の相互作用には母子双方の「行動傾向」がうまくかみ合い**同調**・**共鳴**することが重要であるとされ、このモデルでは、**母子間の共鳴行動**が、その基調となるリズム感覚が同調することによって促進されるこ

[12] Barnard & Eyres 1979 前掲[6] p.138
[13] Lobo, Barnard, & Coombs 1992 前掲[7] p.252
[14] Barnard & Eyres 1979 前掲[6] pp.137–138
[15] Lobo, Barnard, & Coombs 1992 前掲[7] p.253

とが示されている。[18] 例えば、子どもは母親に対して、相互作用に関わりたいのか否かについて、**言語・非言語的なサイン**（cue）を発し[19]、母親は子どもからのサインに対して、タイミングよく話しかける、不快な状態を和らげるといった対応をする。[20] この時、母親にとっての子どものサインのわかりやすさ（**明瞭性**）、子どもからのサインに対する母親の気づきや反応の良さ（**感受性**）、さらに母親の反応に対する子どもの行動（**親への反応性**）が、母子相互作用を促進する。バーナードは、母子の相互作用がこのように円滑に促進されるためには、母子が一定の責任を分担し合わなければならないと論じている。すなわちバーナードによれば、子どもには母親に対して明確なサインを送り、母親の働きかけに対して反応するという責任があり、母親には、子どもからのサインに反応し、子どもの苦痛を軽減したり、発達と学習の機会を提供するという責任があるのである。バーナードは、母子相互作用が確立されるためには、母親と子どもが、それぞれの責任において、お互いの反応をみながら自らの行動を調整しなければならないとし、この行動調整を、「**適応**」あるいは「**適応様式**」と定義している。[21] また、バーナード・モデルにおける図2中下の二重斜線（／／）は、子どもの〝サインの明瞭性〟や〝母親への反応性〟が、病気や身体的障害によって乏しくなっている状況を、図2中上の二重線（／／）は母親の〝（子どもからの）サインに対する感受性〟や〝子どもの不快感を軽減しようとする行動〟が乳児の行動に関する知識不足や、病気、うつ、ストレスによる危機的状況によって乏しくなっている状況を表

[16] 広瀬 1989 前掲［1］p.29 図1

[17] 横尾ほか 2016 前掲［3］p.24 図1-2

[18] 広瀬 1989 前掲［1］p.29

[19] A・M・トメイ、M・R・アリグッド／都留伸子（監訳）2004『看護理論家とその業績（第5版）』医学書院 p.497

[20] 横尾ほか 2016 前掲［3］p.23

[21] トメイ、アリグッド 2004 前掲［19］p.497

している。母子の互恵的システムにおいて、一方が受け身的であり続けるこうした状況は、相手に対する無関心、無感情をもたらし、母子相互作用の破綻を招くことを示す[22]。

■互いに影響し合う、それぞれの母子相互作用

助産師として、地域のボランティア・スタッフと一緒に、乳児とその母親を対象とした子育て広場を開催することがある。母親にとっては、助産師に育児相談できる好機となる。ここでは、ある子育て広場に参加していたAさん親子と、その他の親子数組の対照的な様子について取り上げる。

ある子育て広場に、助産師として、三〜四名ほどの助産学生と一緒に準備・運営に携わった。そこに、Aさん親子が少し遅れて到着した。Aさんに気づいた学生が「こんにちはー」と受付から声をかけるが、焦った様子のAさんは、軽くまばたきするような反応を見せただけだった。足元に荷物を置こうとするAさんのもとに学生が近づき、「お手伝いしましょうか」と声をかけるがAさんは全く気がつかない。学生は、Aさんが背中を起こすのを待って、「お子さん、お預かりしますね」と再び声をかけた。Aさんは一瞬驚いた様子を見せたが、言われるままに子どもを預け、学生たちの後についていった。Aさんの子どもは目を開けることなく眠っていた。

Aさんは促されるままに、先に到着し、子どもの月齢順に並ぶ親子たちの輪の中へ

[22] 広瀬 1989 前掲 [1] p.29

母親側の指標
- (子どもからの) サインに対する感受性
- 子どもの苦痛を軽減しようとする行動
- 子どもの成長発達機会の提供
- 子どもの養育状況

子ども側の指標
- サインの明瞭性
- 母親への反応性

図2 バーナード・モデル
(Lobo, Barnard, & Coombs, 1992, Fig2 をもとに著者作成)

と入っていった。母親たちが持参した二つ折りのバスタオルの上に寝かせられている子どもや、母親の周りを自由に動き回る子どもがいた。Aさんは子どもを絨毯の上に直接寝かせようとしたが、どのように寝かせたらよいのかわからないといった様子だった。すぐに周りを見回し、慌てた様子で荷物に手を伸ばしてバスタオルを取り出した。Aさんが、周りの母親たちと同じようにバスタオルを広げる間、Aさんの子どもは、眠ったまま学生に抱っこされていた。Aさんの子どもを抱っこした学生は、Aさんが絨毯にタオルを敷いたタイミングで輪の中に入り、その上に子どもを寝かせた。Aさんは「すみません」と小さく呟きながら、自分も腰を落ち着けた。その日は一〇組を超える親子が参加し、母親の自己紹介が先に始められていた。ちょうどAさんが腰を落ち着けたタイミングで、すでに到着していた母親たちの自己紹介が終わり、最後にAさんが続いた。Aさんは、「子どもは今日で4ヶ月になりました」「子どもと二人だけで外出したのは初めてです」と言っていた。

その後、「手遊び[23]」が続いた。まず学生たちが、人形を使って手本を見せた。スピーカーから流れる手遊び歌にすでに馴染みのある母親たちも多かったようで、学生たちと一緒に歌を口ずさみながら、好き好きに子どもたちと触れ合い始めた。寝ていたはずの子どもたちも、歌と音楽、そして母親の歌声やスキンシップで目を覚まし始めた。驚いて泣き出す子どももいたが、ほとんどの子どもたちは、母親との手遊びを楽しんでいることを、表情や全身の動きで表していた。一方Aさんはといえば、音楽に

[23] 歌いながら、歌詞の内容に合わせて腕や体全体を動かす遊びのこと。

合わせて子どもに触れようとするその手の動きも、どことなくぎこちなかった。初めて聴く手遊び歌だったのだろうか、ひとり硬い表情だったと印象に残っている。そして、Aさんの子どもも、とても大人しく静かであった。周りの騒々しさに目を覚ました瞬間もあったが、ほとんどの時間、眠り続けていた。ひときわ大人しい親子だったと、今でも印象深く思い出す。

「手遊び」が終わると、子どもの月齢が近い母親同士で輪を作り、「最近の子どものお気に入り」「最近子どもとお出かけした場所」などを順に紹介し合った。すでに顔見知りであった母親同士が何組かいたことと、「手遊び」を通して母親たちの緊張が解けたことで、ほとんどのグループで、あっという間に会話が弾むようになった。子どもたちも、月齢が上がるほど動きが活発で、ハイハイやつかまり立ち、つたい歩きをする子どももいた。母親たちは、「近況報告」からいい意味で脱線し、それぞれの悩みを経験談で解決し合うといった様子だった。と同時に、母親たち一人ひとりの視線は、常に〝わが子〟を中心に行ったり来たりしていた。そして、部屋のどこかで子どもがひとり、ハイハイし出したり、つかまり立ちをすると、それを見た別の母親や学生が、「すごいねー」「上手だねー」と声を上げ、歓喜の声が連なっていった。「すごいねー」と言われた子どもは、得意気にさらに勢いよくハイハイをしてみせたり、「ママ、ほめられたよ」とでも言いたげな様子で、自分の母親に満面の笑みを向けたりしていた。Aさんは、自身の「近況報告」が終わると、後は同じグループになった他の母親二人の会話を聞いているという様子だった。途中、助産師が輪に加わると、Aさんは体の向きを変えて座り直した。Aさんから助産師に質問することはなかったが、他の母親が助産師に質問すると、Aさんも真剣な表情で助産師の返答に聞き入っていた。多かれ少なかれ、Aさん自身の心配事も解決されるところがあったのだろう。Aさんの表情が少し和らぎ、肩の力が抜けるようになっていった。

■「母親」のロールモデルを演じることで、「環境」要因として母子相互作用を促進する

まずAさんについて、当日、Aさんの子どもは到着してから会が終わるまでの大部分の時間を、バスタオルの上か、Aさんに抱かれながら眠って過ごしていた。バーナードは、「母子相互作用がうまくいっている」と言えるためには、母子がお互いに対して適応行動をとる能力を有していることが重要であり、〝相手に合わせる（同調する）〟責任を担わなければならないとしている。[24] もしAさんの子どもが、慣れない環境に泣き出したり、「手遊び」の音楽と歌声に刺激されて、何かしらの反応を見せれば、Aさんは、子どもに対してタイミングよく話しかけたり、子どもの不快な状態を和らげるといった適応行動を通して、もっと早くに緊張が解け、あの場に馴染むことができたのではないだろうか。子どもが〝眠っている〟状態というのは、バーナード・モデル[25]で言うところの〝サインの明瞭性が乏しい〟状況とも言える。ゆえに、子

［24］ Barnard, K. E. & Sumner, G. A. 2014. Promoting awareness of the infant's behavioral patterns: Elements of anticipatory guidance for parents. In Gomes-Pedro, J., Nugent, J. K., Young, J. G., & Brazelton, T. B. (Eds.). *The infant and family in the twenty-first century*. New York: Routledge, p.145

［25］ Lobo, Barnard, & Coombs 1992 前掲［7］p.253, Cited in 22, p.144

育て広場に参加している間のAさん親子の母子相互作用は、子どもが眠っているという状況により、いきいきと発展していくことが妨げられている状態であったといえる。

さらに、Aさんの状況を小児健康評価モデルにあてはめてみる。子どもは眠っている状態ではあるものの、その〝眠っている状態〟もまた、母親に対するサインであり、タオルを敷くというAさんの行動を引き出した。そして、先に到着した母親たちがバスタオルを敷いて子どもたちを寝かせていた光景もまた、〝タオルを敷く〟という行動にAさんを導いたとも言える。光景そのものは、Aさんに対して能動的に働きかけることはしないが、Aさんの行動を導いた要因となっていたのであれば、それは、Aさんの視界に入ってきた子育て広場の様々な光景が、Aさん親子の母子相互作用のあり方に短期的にも長期的にも影響を及ぼす〝animate〟な（人的状況による）環境要因であったと言えるだろう。

他方、もっと月齢の進んだ子どもたちとその母親たちの様子はどうであっただろうか。母親同士の会話が進む中で、母親が視線を向ける方向も、それぞれの〝わが子〟の動きに合わせて目まぐるしく変わっている。本来、会話の最中によそ見をしたり、ソワソワするといったことは、コミュニケーションを妨げる行動とされている。しかしながら、子育て広場では全く咎められない。むしろ、こうした環境が、それぞれの親子関係における母子相互作用を円滑に循環させていたといえるだろう。「近況報告」を行う最中、子どもたちの様子によって母親たちの会話のペースや内容が変わっていく。当然、子どもたちが母親たちの会話に混ざることはない。しかしながら、様々な動きをともなって存在していること自体が明瞭な〝サイン〟となっており、母親の言動に影響を与えている。

例えば、月齢八ヶ月を過ぎた子どもたちが、ハイハイやつかまり立ち、伝い歩きをする。広場では自分の母親ではない大勢の第三者が、ハイハイやつかまり立ちをする自分たちに歓声を上げてくれる。第三者の歓声に最初は驚くが、「どうやら自分を褒めてくれているらしい」とわかると、子どもは嬉しくなり、ハイハイやつかまり立ちを続ける。こうした状況は、子どもにとって、〝発育を促進する環境〟であり、さらに、子どもたちの動きを制止しようとしない母親たちの態度もまた、子どもたちに発育を促進する環境を提供していることになる。さらに、第三者に褒められている自分の子どもを見た母親が「褒められたねー」と子どもにニッコリと語り掛ける。子どもは、母親の笑顔に気づいてもっと嬉しくなり、さらに満面の笑顔を母親に向ける。子どもの笑顔はまさに〝サインの明瞭性〟そのものであり、母親や周囲の環境に対する〝反応性〟の良さを表す。乳児は身体を使って非言語的に明瞭に意思疎通を図り[26]、特に〝笑顔をみせる（smiling）〟という行為は、「お母さんに関心があります」「お母さんと相互作用を図りたいです」というニーズを表す[27]。それゆえに、子どもの笑みに気づき、即座に笑みを返すという母親の行為は、まさに、母親の〝子どものサインに対

［26］堀内成子（編）2013『助産学講座5 助産診断・技術学Ⅰ（第5版）』医学書院 p.85

［27］Barnard 2013 前掲［24］p.144

する感受性〟の高さと即時的な〝適応行動〟を具現化したものであり、母子相互作用を促進する要因であることは明白である。

私たち助産師は、例えば産後間もない初産婦の育児支援を行うとき、新生児に語り掛けるように「笑ったの」「嬉しいね」「ママわかるね」と、児の表情の変化を言葉に表し、肯定的解釈をして母親に間接的にフィードバックする、ということを〝大げさに〟行うことがよくある。助産師の児に対する何気ない発語に聞こえるかもしれないが、この二言三言が、児に対する母親の関心を高め、愛着の形成を促進し、さらには母子の相互作用を加速させるという確信をもって、これらの言葉を〝意図的に〟つぶやく。今回、バーナードの理論を読み解くことで、こうした助産師のふるまいは、母親にとっては〝care-giver〟のロールモデルとなっていたばかりでなく、助産師自身も母子相互作用の担い手であったと認識することができた。と同時に、助産師が子どもに語り掛けるその光景は、小児健康評価モデルの「環境」にあたると解釈することができた。助産師は、母親が児のサインに気づくきっかけを与え、サインに対する感受性を高めることを支援しているのである。また、母親が〝care-giver〟になろうとする時には、その様子を見守ることで安心感を与え、時には母親が児との相互作用を楽しめるようさり気なく後押しもする。近年、臨床指導を行う助産師には、学生や新人助産師に対して、自分が行っていることの根拠を説明できることが求められている。[28] バーナードの理論を用いることで、「ただ赤ちゃんが好きだから」「かわいいから」では

[28] Hishinuma, Y., Horiuchi, S. & Yanai, H. 2016 Development and assessment of the validity and reliability of a scale for measuring the mentoring competencies of Japanese clinical midwives: An exploratory quantitative research study. *Nurse Education Today*, 41, p.64

なく、育児支援を専門とする助産師だからこそ、かくも大げさに、母親の前で児をかわいがってみせるのだと、説明できるようになるのではないだろうか。

〔菱沼由梨〕

おわりに——看護学の可能性

私の看護理論に対する印象は決して良くなかった。大学最初の看護の講義「看護学概論」で看護理論なるものに初めて出会った。その時は臨床実践で繰り広げられているものが何か分からず、看護といえばナイチンゲール!! ということで「看護とは、新鮮な空気、陽光、暖かさ、清潔さ、静けさなどを適切に整え、これらを活かして用いること、また食事内容を適切に選択し適切に与えること——こうしたすべてを用いて、患者の生命力の消耗を最小限にするよう整えること」と教えられた。しかし、いろいろなものに恵まれた現代に生きる私たちにとっては、ナイチンゲールの価値観や、彼女のいう看護というものにも共感できず、看護学への落胆を隠しきれなかった。看護を何か「温かい心のこもったもの」としてとらえることを強いられたようだった。

その後も、学習が進む中、ペーパーペイシェントで与えられた、多くの情報をまとめることに苦労していた。看護理論については、学習の中でその都度いくつか紹介されたり、一つの理論を使って解釈するようにと言われたりと、患者の「個別性」が言われるわりに、理論が患者をステレオタイプにとらえるように見え、当然のことながらどの理論にも賛成できなかった。そのため、ますます看護理論は遠い存在になっていった。そして実際に実践の場にでると、理論も吹っ飛ぶような思いもよらないことに多々遭遇した。

看護実習で、周手術期の整形外科の患者さんを受け持ったことがある。その人は人工股関節置換術を受けたため、私は術後の脱臼肢位に注意しつつ、セルフケアをリハビリによって患者自身で再獲得することを目標に実習の日々を過ごしていた。術前から関わっていた私は、その患者さんに手術によってセルフケア不足が起こることが予測でき、洗髪などを精力的に実施した。実習中は、自分のケアに満足し、やはりセルフケア不足を補うことが看護には重要だと感じていた。また実習では自分の看護を振り返り、理論を用いてレポートを書くことが課題とされていた。私はこの周手術期の患者さんとの関わりについて、オレムのセルフケア理論を使いレポートを作成した。教員からも良い反応があり、看護理論は課題で良い点数をとるためだけに必要な存在だった。

その後、患者さんのリハビリは進み、オレムでいうところの普遍的セルフケアも徐々に充足していった。発達的セルフケアも満たされているようで、家族との関係も問題なかった。患者さんは痛みもなくＡＤＬは向上し、あと数日で退院ということになった。そして実習最終日、患者さんのところに挨拶に行き、ねぎらいの言葉をもらった。それでお別れの言葉を言えば終わりだった。しかし、患者さんは別れの言葉のかわりに甥の話を始めた。甥はとてもやさしい子だが障害があり、その子の行く末が心配で眠れないというのだ。

なんというか、肩透かしをくらったように感じた。オレムのセルフケア理論では対人関係についての項目はあるが、私には、甥の存在は全く見えていなかった。甥がいたことさえ知らなかった。患者さんのことなんて全くわかっていなかったのだ。同級生からは「レポート、よく書けてるね」

とか、教員に褒められた誇らしいことが、私のなかで急に恥ずかしいものに変わっていった。この実習での出来事は苦々しい思い出として今も私にのこっている。

あれから二十数年が経ち、まさか自分が看護理論の本に関わることになるとは思いもしなかったが、嫌々ながらも理論に向き合うことになった。そして看護理論の概念とそれを解釈に使う事例、そして看護理論を超越しようとする事例を見ていく中で、あの苦々しい思い出に対しての考え方が変わっていった。実習をしていた時は、あの甥の存在が見えなかったことに落胆したが、患者のセルフケアが充足したからこそ、患者が自分に余裕のある状況だからこそ、甥のことを考えられるようになったのかもしれないと思えた。実習を通して一生懸命セルフケアの不足を埋めようとしたことにより、セルフケア理論の中では完結せずに見えなかった甥の存在が、理論を越えて見えてきたことで、セルフケア理論を足がかりにして、自分の看護の広がりを感じることができた。当然のことながら、患者の世界は看護師からみたものがすべてではない。しかし、見えないものの存在を少しでも感じたことがうれしく思えた。

看護理論のことを考えながら、苦々しい思い出を少し良い形に塗り替えることができたように思う。看護理論では常に看護師の存在が語られているが、私の事例の体験からすると看護師抜きの患者の世界をできるだけ広く俯瞰し、そこに看護師の存在を置いてみることもできるのではないかと気づいた。患者との関わりのいつ・どこに看護師（自分）を置くのかは自分で決められるのかもしれない。そうなると看護理論は無限に拡がっていくことになる。看護師一人ひとりに看護理論ができ、患者一人ひとりに対しても看護理論ができる。それはもはや理論ではない、という見方もあるかもしれないが、どのように患者の世界を俯瞰するのか、またどんな風に看護師を置くのか、というプロセスは看護学が一番大事にしている「個別性」に続いていくのではないだろうか。患者の生活の営みを限定的な理論にあてはめるのではなく、見えないものを探るためにとりあえず既存の理論を使ってみよう。そうすると看護理論に少なからず嫌悪感を抱いている人ももっと気楽に理論を考えられるのではないか。本書がその気楽さと個別性をとらえるためのプロセスを提供するものであることを願う。

本書を通して、私と看護理論というなんとも奇妙な関係を引き寄せてくれた西村ユミ先生、新曜社の魚住真一さん、そして看護理論の拡がりを楽しませてくれた執筆者の先生方に感謝したい。

〔山川みやえ〕

人名索引

■や　行

■ら　行

■わ　行

事項索引

■さ　行

■た　行

■な　行

編者紹介

西村ユミ（にしむら ゆみ）

東京都立大学大学院人間健康科学研究科教授。

日本赤十字看護大学大学院看護学研究科博士後期課程修了。博士（看護学）。日本赤十字看護大学、静岡県立大学、大阪大学コミュニケーションデザイン・センターを経て現職。主な著書に『語りかける身体 ── 看護ケアの現象学』（ゆみる出版のち講談社学術文庫）、『看護師たちの現象学 ── 協働実践の現場から』（青土社）、『看護実践の語り ── 言葉にならない営みを言葉にする』（新曜社）など。【担当：はじめに、２章】

山川みやえ（やまかわ みやえ）

大阪大学大学院医学系研究科統合保健看護科学分野老年看護学領域准教授、公益財団法人浅香山病院臨床研修特任部長。

大阪大学大学院医学系研究科保健学専攻博士後期課程修了。博士（看護学）。主な著書に、『ＪＢＩ推奨すべき看護実践 ── 海外エビデンスを臨床で活用する』（共編、日本看護協会出版会）、『よくわかる看護研究論文のクリティーク』（共編著、日本看護協会出版会）など。【担当：おわりに、１章、４章】

執筆者紹介（登場順）

坂井志織（さかい しおり）

武蔵野大学看護学部准教授。

首都大学東京大学院人間健康科学研究科博士後期課程修了。博士（看護学）。主な著書に『しびれている身体で生きる』（日本看護協会出版会）、主要論文「慢性硬膜下血腫“疾患前”の患者経験 ── 生活に馴染んでいく“症状”」（『質的心理学研究』第15号）、「他人みたいなからだを生きる ── 中枢神経障害患者のしびれている身体の経験」（『日本看護科学会誌』37巻）など。【担当：３章、７章】

西垣昌和（にしがき まさかず）

国際医療福祉大学大学院医療福祉学研究科保健医療学専攻教授。

東京大学大学院医学系研究科健康科学・看護学専攻博士後期課程修了。博士（保健学）。主な著書に『看護研究ポケットナビ』（中山書店）、『基礎から学ぶ遺伝看護学 ──「継承性」と「多様性」の看護学』（共編、羊土社）など。【担当：５章】

細野知子（ほその ともこ）

日本赤十字看護大学講師。

首都大学東京大学院人間健康科学研究科博士後期課程修了。博士（看護学）。主な著書に『“生きるからだ”に向き合う ── 身体論的看護の試み』（共著、へるす出版）。主要論文「食事療法の難しさを伝える糖尿病者における食事経験の現象学的記述」（『日本糖尿病教育・看護学会誌』23巻１号）。【担当：６章、８章】

菱沼由梨（ひしぬま ゆり）

東京都立大学大学院人間健康科学研究科准教授。

聖路加看護大学大学院看護学研究科博士後期課程修了。博士（看護学）。主な著書に『看護を測る ── 因子分析による質問紙調査の実際』（共著、朝倉書店）、『根拠がわかる母性看護過程 ── 事例で学ぶウェルネス志向型ケア計画』（共著、南江堂）。【担当：９章】

ワードマップ

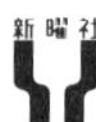

現代看護理論

一人ひとりの看護理論のために

初版第1刷発行　2021年5月1日

編　者　西村ユミ・山川みやえ

発行者　塩浦　暲

発行所　株式会社　新曜社

101-0051　東京都千代田区神田神保町 3-9
電話　(03)3264-4973(代)・FAX(03)3239-2958
E-mail : info@shin-yo-sha.co.jp
URL : https://www.shin-yo-sha.co.jp/

印　刷　星野精版印刷

製　本　積信堂

ISBN978-4-7885-1724-0　C1047